I0472822

Ficha Técnica

Título: *Regimento Proveitoso contra a Pestenença*

4.ª edição revista
Braga, Edições Vercial

ISBN-13: 978-1475203219
ISBN-10: 1475203217

Ilustração da capa: pormenor da pintura *The Triumph of Death* (c. 1562) de Pieter Bruegel, o Velho. Museo del Prado, Madrid.

Regimento Proveitoso contra a Pestenença

Edição semidiplomática,
introdução, estudo e lematização
de José Barbosa Machado

Edições Vercial

Introdução

O *Regimento Proueytoso contra ha Pestenença* é um pequeno incunábulo em Português, impresso em Lisboa por Valentino de Morávia na última década do século XV. O autor do opúsculo, a confiar na nota introdutória, foi D. Raminto, bispo Arusiense, do reino da Dácia. Traduziu-o do Latim Frei Luís de Rás, mestre em Teologia.

Há numerosas edições entre 1480 e 1500 com o título de *Regimen Pestilentiae* ou com um título correspondente traduzido, que saíram dos prelos de Paris, Antuérpia, Leipzig, Colónia, Friburgo, Nuremberga, Londres, etc.[1] Nestas edições, o nome do autor, quando o tem, surge como Canutus, Kamiutus, Kamintus ou Kamitus. A edição portuguesa apresenta o nome Raminto, provavelmente devido à confusão entre as letras K e R. Mário da Costa Roque refere que, num manuscrito inglês da mesma obra, o autor aparece sob o nome de Ramitte, o que parece provar que a confusão entre o K e o R, a ter havido, não é da responsabilidade do tradutor ou do impressor portugueses, tendo-se eles limitado a transcrever essa forma de um qualquer original que lhes serviu de base (cfr. 1979: 304). No entanto, nós entendemos, depois de vermos dois dos incunábulos impressos em latim, que a forma tipográfica do K e do R leva facilmente à confusão entre os dois caracteres e pode ter sido isso que ocorreu.

Do ponto de vista histórico, tanto quanto se sabe, nunca existiu nenhum bispo com este nome em nenhuma cidade da Dácia. Além disso, *Arusiensis* é relativo ao nome latino de Vesteras, uma localidade da Suécia. Estes dados podem levar-nos a considerar que os editores da obra atribuíram a sua autoria a um bispo para

[1] Das muitas edições incunabulares da obra em Latim, citamos as seguintes: *Regimen Pestilentiae*, Paris, 1480; *Regimen contra Pestilentiam*, Nuremberg, Conrad Zeninger, c. 1482; *Tractatus de Regimine Pestilentico domini Kamiti*, c. 1484; *Tractatus de Regimiẽ Pestilentico Kamiti*, 1490.

que esta tivesse mais impacto junto do público.

De facto, o verdadeiro autor da obra foi Johannes Jacobi, ou Jean James, médico do papa Urbano V e do rei Carlos V de França, provavelmente de origem catalã. Terá falecido em 1384 e exerceu medicina em Montpellier, como na própria obra é referido. Assinados com este nome conhecem-se numerosos manuscritos. É-lhe atribuída, além do *Regimen Pestilentiae*, a autoria das seguintes obras: *Secretarium Practicae Medicine* ou *Thesaurum Medicinae*; *De Calculo* ou *Tractatus de Calculi in Vesica*; *Recepte super quarto Canonis Avicenne de Febribus*; *De Sterilitate* e *Tractatus ad Anathomicam Compositionem Oculorum Intelligendam*. De acordo com Klebs e Droz, o *Regimen Pestilentiae* terá sido redigido em 1357, num momento em que a peste negra fazia milhares de vítimas em toda a Europa.

O bispo Kaminto ou Raminto, a ter existido ele ou alguém por detrás do seu nome, foi o sincretista da obra. Se compararmos as edições impressas assinadas por Kaminto, todas do século XV, e as versões manuscritas assinadas por Johannes Jacobi, na sua maioria do século XIV, nota-se que há diferenças de organização e de conteúdo. As versões de Johannes Jacobi são mais extensas. Mário da Costa Roque diz que, «suprimindo, acrescentando, e sobretudo, dispondo metodicamente em cinco capítulos, com as respetivas epígrafes, as matérias tratadas por Jacobi, o bispo Kaminto compôs um texto em que períodos completos e páginas inteiras do Mestre de Montpellier foram transcritos para o seu trabalho» (1979: 301).

Quanto ao tradutor da obra, Frei Luís de Rás, a nota introdutória é bastante vaga. Refere que este a trasladou do «latim em linguagẽ». De acordo com o testemunho de Diogo Barbosa Machado, Frei Luís de Rás era «Ministro Provincial da Seráfica Ordem dos Claustrais em o ano de 1501 e Mestre jubilado na Sagrada Teologia e Catedrático desta ciência em a Universidade de Lisboa» (B. L., III, 1-129). Mário da Costa Roque, no seu estudo sobre o *Regimento Proueytoso contra ha Pestenença*, afirma que o tradutor português «mostra, com frequência, largos panoramas da sua ignorância médica, no que muito se distancia dos tradutores franceses que levaram a cabo a mesma tarefa» (Roque 1979: 310). Confundindo o autor da tradução com o autor da impressão, acrescenta que «o texto impresso por Frei Luís de Rás, enferma (...) de vários vícios, nomeadamente: formas aspérrimas e muito confusas de tradução, troca e omissão de palavras, grande abundância de gralhas tipográficas e ainda saltos de linhas completos que, com frequência, tornam a versão arrevesadamente diferente dos períodos tão claros e concisos dos cinco ou seis incunábulos latinos» (*Ibidem*: 311).

Não nos parece, todavia, prudente atribuir ao tradutor, total ou parcialmente, a troca e omissão de palavras, as gralhas tipográficas (contámos apenas seis, o que prova que não são assim tão abundantes – a não ser que o autor do estudo tenha considerado como gralhas as variações gráficas) e os saltos de linhas. É bem provável que sejam da responsabilidade do impressor. Quanto às «formas aspérrimas e muito confusas de tradução», Mário Roque deveria ter-se lembrado de que a tradução reflete as características da Língua Portuguesa da época.

A impressão, como é indicado na última linha do opúsculo, foi feita em Lisboa por Valentino de Morávia, também conhecido por Valentim Fernandes, o impressor alemão que, pelos seus serviços, fora nomeado escudeiro da rainha D. Leonor, esposa do rei D. João II. D. Manuel, em *Livros Antigos Portugueses* (1925), sugere 1496-1500 como a época provável da impressão, fixando preferencialmente a data de 1496. Justifica esta data com o facto de o impressor assinar os livros que imprimiu antes de 1500 como Valentino de Morávia e posteriormente como Valentim Fernandes, e pelo facto de em 1496, de acordo com o testemunho do cronista Rui de Pina, terminar a peste que desde 1480 assolava o reino.[1]

Em nosso entender, a impressão do livro não é posterior a 1495, uma vez que na primeira página do incunábulo se encontram as armas do rei D. João II, que faleceu nesse ano. A ter sido impresso

[1] Principais datas de epidemias de peste em Portugal até 1500: 1348, 1365, 1384, 1415, 1423, 1435, 1458, 1469, 1480 e 1495.

em 1496 ou posteriormente, teria certamente levado as armas do rei D. Manuel I, ou algum símbolo com ele relacionado, como é o caso da esfera armilar na *Estoria do muy Nobre Vespesiano Emperador de Roma*, impressa em 1496. Assim sendo, colocaríamos a impressão entre 1493 (ano em que Valentino de Morávia terá chegado a Portugal) e 1495, ano da morte de D. João II.

O opúsculo foi objeto de uma edição em 1899 por Luciano Cordeiro e outra em 1960 por Fernando da Silva Correia, ambas com atualização gráfica e por isso sem qualquer interesse do ponto de vista linguístico. Em 1962, foi feita uma edição anastática pela Livraria Civilização-Editora. Mário da Costa Roque, em 1979, apresentou no seu estudo acima referido uma edição mais ou menos atualizada da obra, a que lhe acrescentou a edição anastática. Confrontou-a com uma das edições latinas (a de Paris, impressa por Uldaricus Gering, cerca de 1480) e com duas edições em francês, a n.º59 e a n.º60 referidas por Klebs e Droz. Malgrado o esforço do autor, a edição, devido às pouco criteriosas alterações gráficas feitas, tem um interesse linguístico bastante diminuto. Marinalva Freire da Silva, em 1991, apresentou na Universidade Complutense de Madrid uma tese de doutoramento com o título *Edición Critica del "Regimento Proueytoso contra ha Pestenença"*. Além de um estudo pouco consistente e com algumas incorrecções, a autora fez uma edição diplomática (e não crítica, como o título indica) demasiado rigorosa e de pouca utilidade, por ser de difícil leitura, mais ainda do que a do próprio incunábulo.

A versão portuguesa do *Regimento Proueytoso contra ha Pestenença*, impressa certamente no contexto da peste de 1480-1496 que assolou o reino de Portugal, tinha como objetivo servir de guia profilático e curativo contra a terrível doença. O autor divide o opúsculo em cinco partes. Na primeira apresenta «os signaes pronosticos da pestilẽçia»; na segunda fala «das causas della»; na terceira «dos remedios della»; na quarta «das cõformidades do coraçom e dos prinçipaes membros»; e na quinta «da sangria» como forma de tratamento pretensamente eficaz. A obra tem dois objetivos fundamentais: um profilático, tendo como alvo aqueles que não foram ainda contagiados pela peste; e um terapêutico, dirigido aos que trabalham e lidam com os pestosos.

O incunábulo é composto por dez fólios com vinte páginas impressas. O tipo de caracteres é gótico, de dois corpos, um para os títulos e para a prece inicial em latim (corpo 24) e outro para o texto corrente (corpo 20), este último igual ao que foi utilizado para imprimir a *Estoria do muy Nobre Vespesiano* (1496). Os capítulos são iniciados por letras capitais lombárdicas de dois tipos diferentes, quer pelas dimensões, quer pelo desenho. O fundo destas letras é composto por motivos fitomórficos. Em muitas das páginas da *Vita Christi*, obra saída das oficinas do mesmo impressor em 1495, podem ser identificadas algumas das letras capitais utilizadas no *Regimento*.

A composição tipográfica é de fora a fora da página a uma coluna, com 25 linhas por folha, duas linhas a menos do que na *Estoria do muy nobre Vespesiano*.

Na primeira página, encontram-se representadas as armas do rei D. João II. Na segunda, encontra-se uma ilustração da Virgem com o Menino ao colo pairando numa auréola ardente, tendo a seus pés um livro e um homem de joelhos em pose de oração, representação provável do autor ou do impressor.

Desta impressão são conhecidos três exemplares, um existente na Biblioteca do Paço Ducal de Vila Viçosa, pertencente à antiga livraria de D. Manuel II, um na Biblioteca Pública de Évora e outro na Biblioteca Nacional de Madrid (este atualmente desaparecido).

EDIÇÃO SEMIDIPLOMÁTICA

Critérios de edição

A nossa edição da versão portuguesa do *Regimento Proueytoso contra ha Pestenença* foi baseada na reprodução anastática do exemplar da Biblioteca Pública de Évora e publicada por Mário da Costa Roque em 1979. Respeitámos o mais possível a ortografia do incunábulo. Fizemos, no entanto, pequenas alterações no que diz respeito à pontuação, à união e separação de palavras e ao uso de maiúsculas sobretudo nos nomes próprios. As abreviaturas foram desdobradas em itálico e as gralhas tipográficas existentes foram corrigidas e dada notícia delas em nota de rodapé. O final de cada página foi assinalado com uma barra oblíqua [/]. A assinatura dos cadernos, que surge no canto inferior direito, foi transcrita entre parêntesis retos [a iij].

A edição latina respeita igualmente a ortografia do incunábulo. Os critérios utilizados foram os mesmos que serviram à edição portuguesa, excepto num pormenor: as vogais nasais [*ã, ẽ, õ* e *ũ*] foram desdobradas. A edição latina baseia-se no incunábulo da Biblioteca Nacional de França Res. Te. 30.9, publicado por volta de 1484, cujo título de catalogação é *Tractatus de Regimine Pestilentico domini Kamiti*, mas que na própria obra aparece como *Regimen contra epidemiam siue pestem*. Confrontámos este incunábulo com o Res. Te. 30.11, existente na mesma biblioteca, com o título de *Tractatus de Regimine Pestilentico Kamiti*, publicado em 1490. É dada notícia em nota de rodapé das variantes encontradas entre os dois incunábulos. A versão portuguesa está mais próxima do incunábulo Res. Te. 30.9. Daí termos optado por este para base da nossa edição.

Regimento Proueytoso contra ha Pestenença.

Ora p*ro* nobis sancta Dei genitrix. Ut mereamur peste epydimie ille si transire et promissionem Chr*ist*i optinere.

Começase huũ boõ regimẽto muyto neçessario e muyto p*ro*ueitoso aos viuẽtes, e p*or* cõseruaçã de suas saudes e segurãça das pestinẽçias. Feyto p*or* ho reuerendissimo Senhor dom Raminto b*is*po Arusiẽsi, do regno d*e* Dacia. E tralladado de latim em lingoagẽ per ho reuerẽdo padre frey Luys de Ras, mestre em s*an*cta theologia da ordẽ de Sam Francisco.

Em louuor da santissima trijndade, e da gloriosa virgẽ Maria e a proueyto do pouoo, por cõseruaçam dos saãos, e reformaçã dos cayd*os*. Quero algũas cousas da pestenẽça q*ue* nos ameud*e* fere, dos dit*os* dos mays autẽticos medicos, screuer. E p*ri*meyramẽte.

Dos signaes p*ro*nosticos da pestilẽçia.

Segũdo das causas[1] della.

Terçeyro, dos remedios della.

Quarto das cõformidades do coraçom, e dos prinçipaes membros.

Quinto e derradeyro da sangria.

Dos signaaes. Capitollo primeyro.

Signaes p*ro*nosticos da pestilẽcia quãto ao p*re*sente p*er*tẽçe, sã sete. Primeiro q*ua*ndo em huũ dia do estio e do alto veraão se / muda a manhaã muytas vezes, em modo q*ue* de ma*n*haã pareçe chuuosa e chea de neuoa, e depois vẽtosa, e prinçipalmẽte q*ua*ndo he ho vento meridional, ou da parte de estrela do Sul. Segũdo sinal

[1] No original: cousas.

he q*ua*ndo ẽ tal estio muytas vezes escureçẽ, ou pareçẽ escureçer os dias ẽ modo q*ue* pareçe q*ue* quer chouuer e nõ choue, e emtã se isto mujto durar he pera temer de vijr grande pestilençia. Tercio he q*ua*ndo ha hy muytas moscas em ha terra, porq*ue* emtã pareçe ho aar ser empeço*n*hẽtado, e q*ue* sobẽ muytos vapores peço*n*hẽtos ao aar. Quarto sinal he q*ua*ndo ha cometa pareçe voar e segũdo diz Aristoteles em os metauros, q*ua*ndo ha cometa apareçe acõteçẽ mortes de gẽtes em bathalhas etc., e por isso diz ho verso poetico falãdo do apareçimẽto da cometa. A morte se ensanha ha çidade se filha e toma dos jmigos, ho mar se faz cruel, e ho sol se cobre .s. de nuueẽs, ho regno se muda, ho pouoo padeçe fame e pestilẽcia. Quinto sinal, he q*ua*ndo se fazẽ mujtas relãpados e trouoadas, e mayormẽte se veẽ da parte do meo dia .s. do sul. Sexto sinal he quãdo veẽ muytos vẽtos do meo dia, porq*ue* taes vẽtosidades sam muyto çujas e muyto velhacas.

Quãdo ergo estes signaes apareçerẽ, he p*er*a te/mer grãde pestilẽcia, se ho senhor D*eu*s todo poderoso ho nõ quitar e estoruar.

Das causas da pestilẽçia. Capitollo .ij.

Tres sam as causas da pestilẽcia, porq*ue* as vezes veẽ e p*ro*çede ha pestilencia da rayz superior, e as vezes p*ro*çede da rayz jnferior, emtãto que senssualmẽte pareçe aos homẽs mudança do aar; e as vezes veẽ dãbos de dous .s. da rayz sup*er*ior e da rayz jnferior jũtamẽte. Da rayz jnferior p*ro*çede segũdo nos veem*os* q*ue* da priuada q*ue* esta açerca da camera ou de alguũ fedor particular d*e* alguũ cãno çujo se corrõpe ho aar em substãçia e q*ua*lidade, e esta causa particular e pode acõteçer cada dia, e daly p*ro*çedẽ febres pestilẽçiaes, açerca das q*ua*aes muyt*os* medicos sã emganad*os*, porq*ue* nõ conheçẽ taes febres serẽ pestilẽçiaes, nẽ ho creẽ. As vezes jsso mesmo veẽ d*e* corpos mort*os*, ou de corrupçõ de pauees e charcos ou chafarizes çujos podres e federentos, e esto acõteçe muytas vezes onde ha lugares podres e corruptos, e tãbẽ esta causa he as vezes particular. Da rayz sup*er*ior veẽ e acõteçe a pestilẽçia p*or* virtude dos corp*os* d*e* çima dos çeos, dos q*ua*aes se corrõpẽ os spirit*os* vitaes em ha creatura[1] viuẽte, e d*e* tal diz Auicena no quarto liuro q*ue* muy [a iij] / ligeyramẽte se ẽpeçonhẽtã os corpos da jndisposiçã ou da maa desposiçã dos çeos, por ha ẽpressam dos çeos corrõpe ho aar, e ha empresam do aar corrõpe os spirit*os* vitaes ẽ ho homẽ e assy se geera ha pestilẽçia per esta causa. Da rayz superior e jnferior jũtamẽte p*ro*çede q*ua*ndo da jmp*re*ssam celestrial corrõpẽte ho aar, e podridã dos corp*os* mortos, ou lugares çujos se causa ho morbo ou ha chagua em ho homẽ; e tal morbo ou jnfirmidad*e* as vezes he febre, e as vezes apostema e jsto em os de mais, porq*ue* ho aar jnspirado as vezes he peço*n*hẽto, e assy corrupto feere ho coraçõ, emtãto q*ue* ha natureza he p*or* muytas manejras agrauada; mas ajnda tã sobejamẽte se agraua ha natureza q*ue* nõ sinte sy ser ferida nẽ emferma, e jsto porq*ue* apareçẽ bõas ourinas e boõas augoas, e bõas digestiões, emp*er*o ho ẽfermo vay caminho da morte. E por tãto muytos medicos q*ue* em os ẽfermos soomẽte esguardã as ourinas sup*er*ficialmẽte falã, e lygeyramẽte sam ẽganados. Ergo he neçessario q*ue* todo ẽfermo se p*ro*ueja de boõ fisico e bẽ esp*er*to. Estas cousas sam assy ditas das causas da pestilençia.

Aqui se mouẽ duas q*ue*stões. Ha primeyra he: Porq*ue* he assy que huũ morre e ho outro nom, e / daq*ue*lla villa morrẽ homẽs e daq*ue*loutra nõ, e daq*ue*lla casa morrẽ e daq*ue*loutra nõ.

Segũda q*ues*tã he esta.

Se taaes jnfirmidades pestilẽçiaes sam cõtagiosas .s. se se apegã. A primeyra q*ues*tã: digo q*ue* esto pode aq*ue*çer por duas causas .s. por parte do agẽte e por parte do paçiẽte. Da p*ar*te do agẽte q*ua*ndo aq*ue*lla jnfluençia sobre celestial mays dereytamente fere e sguarda aq*ue*lle ou aq*ue*loutro, q*ue* aq*ue*lle ou aq*ue*loutro lugar ou homẽ. Da p*ar*te do paciẽte q*ue* aq*ue*lle he mays desposto aa morte q*ue* aq*ue*loutro, e por tãto deues d*e* notar q*ue* os corp*os* mays despostos a jnfirmidade e a morte sam os corp*os* quẽtes e q*ue* teẽ os poros mays largos, e os corpos peço*n*hẽtos q*ue* tem os poros

[1] No original: creaturs.

opilados, e çarrados de mujtos humores. E por tãto dos q*ua*aes se faz ha grande resoluçã assy como sã os corpos desordenados em luxuria e coyto, e os q*ue* vaã ameude aos banhos, e os homẽs q*ue* se muyto esqueẽtã cõ grãde trabalho ou grãde yra, teẽ os corp*os* mais dispostos p*er*a reçeber ha pestilẽcia.

A segunda q*ue*stam digo q*ue* taaes infirmidades pestilençiaaes sam cõtagiosas e apegã se muy asinha, porq*ue* dos corpos apeçonhẽtados procedem humores e fumos peço*n*hẽtos q*ue* corrompẽ [a iiij] / ho aar, e por tãto deue homẽ de fugir dos aares peçonhẽtos; mais ajnda digo q*ue* em o tẽpo pestilençial nẽhuũ nõ deue de star em ajũtamento do pouoo, porq*ue* podera ser q*ue* alguũ delles sera apeço*n*hẽtado ou ferido, por razã do qual os medicos prudẽtes quãdo visitã os enfermos deuem de star afastados d*e*lles, teẽdo o rostro p*er*a genela[1] ou fresta; e assi ho deuẽ d*e* fazer os seruidores d*os* enfermos. E por tãto digo q*ue* a tal doẽte de pestilençia he boõ p*or* alguũs dias mudar a camera, e muytas vezes teer as frestas p*er*a ho norte ou p*er*a o leuante abertas, e as genelas ou frestas p*er*a ho meo dia ou p*er*a ho sul estẽ çarradas, porq*ue* o vẽto do sul teem em si duas causas de[2] apodrentar. A primeyra q*ue* faz emfraq*ue*çer os corpos assi dos saãos como dos enfermos. A segunda q*ue* assi como se escreue em o terçeyro liuro dos amforism*os*. Do sul he vẽto inchado e agraua o ouuido fere o coraçã, porq*ue* abre os poros do homẽ e emtra atee o coraçã, pola qual cousa boõ he ao saão em tempo da pestilençia quãdo vẽta vento sul estar em casa p*or* todo o dia; e se for neçessario que saya este em casa atee q*ue* saya o sol e suba huũ boõ espaço sobre o nosso orizonte.

Dos remedios da pestilençia
Capitollo terçeyro. /

Vistas as causas da pestilẽcia, agora ajamos d*e* veer per q*ue* modo e como se deue homẽ de guardar da pestilẽcia e preseruar se della, pollo qual deues de notar q*ue* segũdo diz o grãde medico .s.

[1] Na versão latina: portam.

[2] No original: de de.

Dauid, q*ue* primeiro se deue o homẽ de afastar do mal e inclinar se ao bẽ .s. q*ue* homẽ p*ri*meiramẽte ha de cõfessar seus pecados humildosamẽte, polla qual causa grãde remedio he em tẽpo da pestilẽçia a s*an*cta penitencia e a cõfissam as quaaes p*re*çedẽ e sam muyto melhores q*ue* todas as mezinhas. Emp*er*o prometo te q*ue* muyto boõ remedio he fugir e mudar o lugar apeçonhẽtado, mas porq*ue* muyt*os* sem grãde perda nõ podẽ mudar o lugar, e por ysso quãto for possiuel taaes deuẽ de euitar e de sy esquiuar as causas d*e* tal podridõ. E p*or* cõseguinte todo o coyto e toda luxuria, e tãbem o vẽto meridional ou sul, o qual naturalmẽte apeçonhẽta. Fechẽ se ergo as frestas ou genelas como dito he q*ue* vaã ou estam p*er*a o sul atee hũa hora depois do meo dia e abrã se as q*ue* stam p*er*a o norte, e per esta mesma causa euitaras e esquiuaras todo ho fedor .s. de estrebarias, de cãpos, de ruas, e em special donde ha hi corpos mortos e podres, e tãbem donde ha hi podridõ de agoas e fedor dellas, porq*ue* / em algũas casas estam as agoas çujas p*or* dous e tres dias e as lançã p*or* canos e regos soterranhos, em os q*ua*aes taes agoas çujas causam grãdes fedores; e da q*ui* veẽ q*ue* em tal ca[u]sa como esta morrẽ os homẽs mais azinha e em outra nõ como dito he mesmo onde se lançã v*er*ças e caldos podres q*ue* sobejã em taaes casas, e por serẽ assi podres causam tal fedor e doẽça q*ue* muyto empeçe. E assi como p*or* ho boõ cheyro e aromatico, se recrea o coraçõ e o sprito do homẽ, assi emfraqueçe p*or* o çujo fedor, e por tãto se deue bem d*e* guardar a casa, porq*ue* nõ ẽtre em ella ho aar peçonhẽtado porq*ue* ho aar apeçonhẽtado he humido e faz podridõ em a casa ou em lugar onde dormẽ, e ysso naturalmente. Apure se ergo e asutileze se a casa p*or* clara chama ou flama, e faça se fogo claro de lenha, e façase tãbem cõ fumo de boõas heruas aqui scriptas .s. baga de louro, junipero, vberiorgano, as q*ua*aes acharas aos apotecayros, e de alosna e ysope e arruda, e artamija, e com lenho de aloes q*ue* he melhor de tudo posto q*ue* se nõ pode cõprar por pequeno p*re*ço. E tal fumo entre per a boca e p*or* os narizes, porq*ue* assi jndirãçe as cousas de dentro. Itẽ per esta meesma causa se euite e esquiue, todo ho inchamẽto do ventre q*ue* veẽ per / muyto comer, porq*ue* os corpos cheos dos maaos humores sam mais asinha ẽpeçonhẽtados. E por tãto diz Auiçena em o q*ua*rto do canone, q*ue* aq*ue*lles q*ue* sempre querẽ encher seus vẽtres q*ue* abreuiã seus dias e tẽp*os* da sua fim e minguã sua vida. Item per esta mesma causa se deue de euitar ho banho de cada dia, porque pouco creçente apeçonhẽta toda a massa, onde finalmẽte digo q*ue* toda multidom de pouoo e comunidade em tal tempo se deue de euitar em q*ua*nto for possiuel, porq*ue* se nõ apeçonhẽte homẽ do aar apeço*n*hẽtado. E quãdo assi for q*ue* cõpanhia e ajũtamẽto de pouoo se euite, emtam huse homẽ dos remedios abayxo scriptas .s. de manhaã quãdo se alguũ aleuãtar logo coma da aruda lauada em agoa limpa espargida cõ sal e noz nozcada hũa ou duas bem limpas. E ysto nõ poder auer emtã coma paão ou hũa sopa molhada em vinagre, e ysto seja mayormẽte em tẽpo de neuoeiro e chuuoso. Mas em tẽpo de pestilencia milhor he estar em casa q*ue* andar fora, nẽ he saão andar p*er*a villa ou çidade. E tãbem a casa seja aguada, e em special em o alto veraão cõ vinagre rosado e folhas de vinhas; e ysso meesmo he muyto boõ ameude lauar as maãos cõ augoa e vinagre, e alimpar / o rostro e despois cheyrar as maãos; e tãbem he boõ assi em ho inuerno como no veraão cheirar cousas azedas. Em Mõpilher nõ me pude escusar de cõpanhia de gẽte, porq*ue* andaua de casa em casa curãdo ẽfermos por causa da minha pobreza, e emtã leuaua cõmigo huũa sponja ou paão ẽssopado em vinagre, e sempre ho[1] punha nos narizes e na boca, porq*ue* as cousas azedas e os cheyros taaes opilam e çarrã os poros e os meatos e os caminh*os* dos humores e nõ cõsintem entrar as cousas peçonhẽtas; e assi escapey de tal pestilẽcia, q*ue* os meos cõpanheir*os* nõ podiã creer q*ue* eu podesse viuer e escapar. Eu çertamente todos estos remedios prouey.

Das cõformidades do coraçam e dos outros mẽbros. Capitollo .iiij.

As cousas canfortatiuas sam estas .s. açafram, cassiafistola, chãtagẽ, cõ todas as outras heruas q*ue* endereçã ho spirito interior, e

[1] No original: no.

estas cousas prestã p*er*a antre pouoo onde ligeyramente se acõteçe huũ seer empeçonhentado do outro. E por ysso te digo q*ue* em toda maneyra te guardes que nõ reçebas do baffo d*e* outrẽ. Os olhos do aar empeçonhẽtado logo escureçẽ se estas cousas nõ trouuer homẽ em ha / maão. Muyto saã cousa he q*ue* se laue a boca e os olhos e as maãos ameude cada dia cõ agoa rosada mesturada cõ vinagre; e se estas cousas nõ poder auer façase cõ vinagre; e assi guardando estas cousas seguramẽte entraras em pouoo ou amtre gẽte. E tãbem he grãde remedio vazar o ventre; e se o ventre naturalmente se nom poder vazar, toma huũ cristel; e tãbem tomaras pirolas pestilẽçiaaes as quaaes acharas aos apotecayros. Em casa sempre este fogo açeso, porque clarifica muyto ho aar e poõe grãde impedimẽto aa maa influencia do çeeo.

Quãto he ao teu mantijmẽto digo te q*ue* a triaga te he muyto proueytosa, assi saãos como aos enfermos; toma se ergo duas vezes no dia com boõ vinho claro e auguado, ou cõ augua crara de rosas ou cõ çerueja crara, nem se tome mais da triaga q*ue* quãtidade de huũ piseo, e do vinho ou augua ou çerueja tomaras quãtidade de duas colhares, e a triaga seja delida em ho vaso ou copo em que ha tomares; e nõ jantaras atee ho meo dia porq*ue* possa a triaga em o corpo fazer sua operaçam. E ysso meesmo deues de comer boõ manjar e bõa yguaria com boõ vinho puro e ameude, emp*er*o nõ muyto jũtamente, porq*ue* asobeja abastança e grãde inchamento tras apodren[b]/tamento dos humores. E em os mantijmẽtos guarte das cousas queẽtes, assi como sõ pigmẽta e alhos, ajnda q*ue* pigmẽta purga o çerebro da freuma e os outros mẽbros speciaaes dos humores vistosos[1], mas porq*ue* muyto aqueenta, e a queẽtura traz podridom, melhor me pareçe soo a cousa amargosa que queẽtura, cheyro e sabor; ysso mesmo o alho posto, alimpe da freuma e lãça fora os maaos humores, e prouoca o apetito de comer; e nõ cõsinta emtrar ho aar seco, empero cõtorua os olhos e squeẽta a cabeça de cada huũ q*ue* ho ameude come, e por ysso nõ pareçe se[r] neçessario mas antes jnpidoso, a pestilẽçia q*ue* veẽ per causa queẽte ameude se acreçenta, e por tanto todos os mantijmentos

[1] Na versão latina: viscosis.

quãto som de mais leue digestam tãto som milhores, pela manhaã sejam os manjares cozidos, e de noyte assados caldos, polmes, e potagios se euitẽ, se nõ forem azedos. Em tẽpo da pestilẽcia valẽ mais cousas azedas q*ue* todalas meezinhas. Isso mesmo se euitẽ todos os fructos se nõ forẽ azedos, assi como sam çirejas, romaãs, ou huũ peq*ue*no de pero ou maçaã em lugar de meezinha, porque todo ho fructo traz podridõ. E as speçias q*ue* comuũmente cõuem a comer, sam gingiure, canela, cuminhos, froles d*e* heruas cheyrosas, e açafram; e cõ / estas cousas busquẽ se p*er*a os ricos muyto bõas salsas ou salseamentos, porq*ue* se forem pobres cõtentẽ se cõ arruda e salua, nos nozcadas, perexil e todo misturado cõ vinagre faz muy bõa salsa. E se nõ forẽ muyto pobres, tomẽ cuminhos e açafram e misturẽ tudo cõ vinagre; e tal salsa he muyto boõa e destruye e quita ou tira toda podridom. E tãbem a alegria do coraçõ he gram remedio p*er*a a saude do corpo, polla qual cousa deue se homẽ[1] de guardar em tempo da pestilencia que nẽguẽ nõ tema morte, sem teer infirmidade pestilencial, porque ymaginaçam faz causa e perijgo, mas q*ua*lquer cõ muyto prazer e alegria sempre espere de muyto viuer.

Da sangria. Capitollo .v.

Sangria huũa vez em huũ mes se pode bem fazer, se nõ se a ydade ou outra cousa for em cõtrayro, assy como he em as molheres q*ue* som prenhes, ou em alguũ muyto fraco .s. em alguũ q*ue* teẽ corrença ou fluxu do ventre. Façase ergo a sangria em a vea destra ou seestra ãte de comer, e despois q*ue* a vea for ferida ou aberta aproueyta muyto tomar muyto prazer, beber muy boõ vinho ou bõa çerueja, emp*er*o sempre se tome tẽperadamente; e nõ cõuem dormir em aq*ue*lle dia q*ue* se sangrar e abrir a vea; e se alguũ [b ij] / se agrauar de apostema ou sentir agrauado, ou se sentir apeçonhẽtado, em toda maneyra tal como este euite o sõno e ysto em andãdo, porq*ue* em ho sõno ha queẽtura intrinseca, caladamẽte traz a peçonha ao coraçã e aos outros mẽbros speciaaes, em modo

[1] No original: bomẽ.

q*ue* escassamẽte pode nẽhũa herua tal peçonha reuogar, a qual cousa nõ se faria se o homẽ andar em mouimẽto. Mas dira alguũ, se o homẽ deue de euitar ho sõno q*ue* fara homẽ se teuer o sõno natural. A ysto digo breuemẽte q*ue* em tempo da pestilẽcia, logo despois de comer, se alguũ teuer desejo de dormir, q*ue* tal desejo se deue reuogar e impedir per alguũ andar em jardijs ou em campos, em modo q*ue* o sõno natural se possa tomar p*or* hũa hora despois de comer. Emp*er*o diz Auiçena q*ue* se homẽ quiser dormir ha de beber hũa bõa vez de vinho ou çerueja ante de dormir, porq*ue* o homẽ estando em o sõno traz em si muytos vapores[1], e estes maaos humores se lançã fora p*or* tomar hũa bõa vez de vinho boõ ou bõa çerueja. Mas diras tu, como sintira homẽ que esta apeçonhẽtado e ferido da pestilẽçia. A ysto te respondo q*ue* o homẽ que em tal dia he apeçonhẽtado nõ come mujto, porq*ue* he cheo de maos humores, e logo despois d*e* comer tem desejo de dormir, e sente de bayxo de frio grãde / quẽtẽtura, e ysso mesmo tem grãde door em ha parte dianteira da cabeça, mas todas estas cousas pode muyto bem euitar e de sy lançar andãdo ou espaçãdo huũ pouco antre ho comer e o dormir. Posto q*ue* tal como este nõ pode andar ẽ cauallo ou besta, nem andar grãde cami*n*ho por a grande pigriça do corpo e muyto grande peso e carrega corporal, porq*ue* o homẽ ja apeçonhẽtado em todas as horas teẽ grãde desejo de dormir, porq*ue* a peçonha intrinseca pertorua o sprito vital, em modo q*ue* sempre deseja folgança. Ergo per estes signaaes se sente homẽ apeçonhẽtado; mas se alguũ nõ quiser creer, spere per huũ meo dia e logo sentira apostema de bayxo dos braços, ou açerca das partes vergonçosas, ou açerca das orelhas. He ergo gramde remedio sy se alguẽ sentir apeço*n*hẽtado ou ẽ tẽpo de pestilẽcia sentir estas cousas q*ue* escuse o sõno e ho euite q*ua*nto poder, e assi segũdo estas cousas he assaz manifesto, q*ue* em o tẽpo do sõno o sprito vital repousa; e emtõ a peço*n*ha espalha se per os mẽbros de toda parte. Estas cousas per my mesmo prouey. Estantes[2] ergo assi estas cousas quãdo se homẽ sente ser tocado da peçonha pestilẽçial, logo naq*ue*lle

[1] Na versão latina: humores.

[2] Na versão latina: stantibus.

meesmo dia mingue ho sangue, e se sangre atee esmoreçer, porq*ue* pouco minguamento / de sangue esperta a peço*n*ha; e se homẽ nõ quiser cortar muytas veas jũtamẽte, emtam leyxe yr a vea aberta ou ferida atee o retardamẽto do sangue, por q*ue* pequena sangria, ou pequena sayda de sangue mais fortemente esperta a peçonha segundo dicto he. Item o homẽ q*ue* se sangra ou tenha pestenença ou nõ, em nẽhũa maneyra nõ deue de dormir per todo o dia atee mea noyte, e sempre naq*ue*lla meesma parte do corpo, em a q*ua*l ha doẽça ou chaga apareçer se deue de sangrar e abrir a vea. E se pella vẽtura naçer a apostema de bayxo do braço direyto, sangre se em ho meo daquelle braço da vea meaã. Se de bayxo do braço seestro ou esquerdo, sangrese em ha vea meaã daq*ue*lle meesmo braço, ou na vea epatica .s. em a vea q*ue* he açerca do dedo mais pequeno. E se açerca das partes vergonçosas, sangre se em o pee daq*ue*lle mesmo lado açerca do calcanhar. E se a apostema for em o pescoço, seja sangrado em a vea de çephalica açerca do dedo polegar em a mаão daq*ue*lle meesmo lado, ou na meaã daq*ue*lle meesmo braço, ou na maão daq*ue*lle meesmo lado açerca do dedo menor. E se pela vẽtura apareçer açerca da orelha, façase a sangria d*e* çephalica daq*ue*lle meesmo lado, ou da vea q*ue* esta antre o dedo demostrador e ho dedo po/legar, por que muytas cousas peçonhentas nõ d*e*struã o çerebro, ou da vea q*ue* he açerca do dedo menor, ou açerca do articulo q*ue* he de muyt*os* medicos chamada basilica. E se polla ventura for açerca das espadoas, mĩguaras o sangue cõ ventosas; e primeiramente minguaras a meaã. E se for em o espinhaço mingua sobre a vea q*ue* he chamada a pedica grãde. E todas estas cousas se façam se homẽ nõ dormir antes q*ue* conheça que tem apostema. E se pella ventura sentir chagas despois de dormir, emtõ ha de menuyr o sangue em a parte crucifixa q*ue* he a parte cõtrayra, porq*ue* se apareçer despois em o braço direyto, q*ue* se sãgre em o braço esquerdo do figado, ou basilica, ou da meaã. E se apareçer a apostema de bayxo do braço direyto, emtõ façase como dito he do braço esquerdo, e assi dos outros lugares em os quaaes apareçer a apostema, em maneira q*ue* sempre se mingue o sangue per modo cõtrayro. E despois do sangue menuido se for muyto fraco emtom podera dormir despois do meo dia; e sempre antes do meo dia sera em continuo mouimento, ou caualgando, ou andãdo temperadamẽte. E se despois creçer apostema, nõ tema, porq*ue* tal apostema lança o mal de fora e faz o homẽ ser muyto saão. E ysso mesmo por / q*ue* a apostema mais çedo e milhor seja madura e seja rompida façase meezinha em tal maneira: Toma folhas d*e* sabugo pisadas e cõ mostarda pisada e faze emprasto, e despois poõe tudo na apostema; posto q*ue* alguũs çirogiaães querẽ q*ue* lhe po*n*hã triaga mas eu rogo mujto q*ue* se nõ po*n*ha, porq*ue* a triaga lãça a peço*n*ha fora; mas eu q*ue*ria antes q*ue* quãdo alguũ teuesse tal apostema q*ue* soruesse em si toda a triaga, e assy lança a peçonha. Item outro remedio: Tomaras hũa herua q*ue* chamã barba jouis, e outro que chamã serpillo q*ue* acharas ao boticairo, e ysso mesmo toma chãtagem e siligẽ (vay te ao boticayro) e pisa todo muyto bem atee q*ue* vejas q*ue* quer pareçer q*ue* say destas cousas assy pisadas augoa ou çumo; emtõ toma aq*ue*lle çumo e mistura ho cõ leyte d*e* molher e da ho a beber aq*ue*lle q*ue* teuer apostema, e ysto cõ o estamago gejuũ, porq*ue* emtõ obra milhor em o homẽ. Itẽ q*ua*ndo apostema p*ri*meyro apareçer, tome auelaãs, fig*os* passad*os* e aruda e tudo bẽ pisado, põlho ẽçima da apostema. E estas cousas abastẽ p*er*a pestilẽçia, e q*ua*lq*ue*r q*ue* se p*or* este modo reger escapara muyt*os* p*er*ijgos da pestilẽcia cõ virtude e meezinha de nosso senhor Jesu Chr*ist*o, sem o q*ua*l nõ ha hy saude, e da bẽta virgẽ Maria sua madre seja gloria e louuor p*er*a sempre Amen.

Feyto em Lixboa p*or* Valẽtino de Morauia.

Regimen contra epidemiam siue pestem.

Ad honorem sancte et indiuidue trinitatis glorioseq*ue* virginis Marie, et ad vtilitate*m* reipublice, p*ro* co*n*seruatione sanor*um* ac reformatione lapsor*um*, volo aliqua de pestilentia que nos frequentius inuadit (ex dictis medicor*um* magis autenticorum.) scribere. Et primo

De signis pronosticis eius.

Secundo de causis.

Tertio de remedijs.

Quarto de co*n*fortaminib*us* cordis et principalium membrorum.

Quinto et vltimo de fleubothomia.

[De signis pronosticis pestilencie]

Signa pertilentie p*ro*nostica septe*m* ad p*re*sens assignant*ur*. Primu*m* est q*ua*n*do* in vna die estiuali aura sepe mutatur, vt de mane apparet pluuiosa deinde nebulosa et deinde ve*n*tosa[1] p*re*cipue a vento meridionali. Secu*n*du*m* signu*m* est q*ua*n*do* sepe in te*m*pore estiuali dies apparent totaliter obscuri et velle pluere et no*n* pluit, et tu*n*c si diu durauerit timendu*m* est de magna pestilentia. Tercium signu*m* est q*ua*n*do* sunt multe musce sup*er* terra*m*, hoc e*n*im signu*m* est q*uod* aer venenosus sit et infectus. Quartum signu*m* est, q*ua*n*do* stelle sepe vident*ur* cadere, et hoc iter*um* signu*m* e*st* q*uod* aer sit infect*us*, et q*uod* nulli[2] vapores venenosi sint[3] in aere. Quintu*m* signu*m* e*st* q*ua*n*do* cometa videt*ur* volare. Et sicut habet*ur*

[1] Res 4-TE30-11: et demum ventuosa.

[2] Res 4-TE30-11: multi.

[3] Res 4-TE30-11: sunt.

in methauris, ista c*on*tingu*n*t q*uando* cometa apparet s*uccedit*[1] interfectio ho*mine*m in bellis etc. Vn*de* ve*r*sus[2]

Mors furit, vrbs rapitur, seuit mare, sol operitur.
Regnum mutatur, plebs peste fame cruciatur.

Sextu*m* signu*m* e*st* q*uando* multa fulgura et tonitrua fiu*n*t et p*re*cipue venie*n*tia a p*ar*te meridionali. Septimu*m* signu*m* e*st* q*uando* multe ve*n*tositates a meridie p*ro*cedu*n*t. Ille e*ni*m sordescu*n*t et imu*n*de sunt. Q*uan*d*o* igit*ur* ista signa appare*n*t, timendu*m* e*st* de magna pestile*n*tia nisi d*omi*n*u*s o*m*nipotens ip*s*am sua pietate voluerit ammouere.

De causis pestilentie /

Causa pestile*n*tie triplex e*st*, q*uando*q*ue* e*ni*m venit a radice inferiori, aliq*uan*d*o* a radice sup*e*riori, ita q*uod* sensual*ite*r apparet nob*is* mutatio aeris, et q*uan*doq*ue* ve*n*it ab utroq*ue* .s. radice sup*e*riori et i*n*feriori simul. A radice[3] q*ui*de*m* inferiori, vt nos videm*us* ex latrina p*ro*pe camera*m* vel ex aliq*ua* alia re p*ar*ticulari corru*m*pi aere*m* in s*u*bstantia et q*ua*litate. Et e*st* p*ar*ticularis et p*ote*st acridere o*mn*i die. Inde etia*m* p*ro*cedit febris pestile*n*tialis circa qua*m* multi medici sunt decepti, tale*m* febre*m* e*ss*e pestile*n*tiale*m* no*n* crede*n*tes. Q*uando*q*ue* etia*m* venit a cadaueri*bus* mortuor*um* vel ex corruptione stagnor*um* et c*on*tingit freq*ue*nter in locis corruptis. Et ista aliq*uando* est vniu*e*rsal*is* et aliq*uando* p*ar*ticularis. A radice aut*em* sup*e*riori accidit v*ir*tute corpor*um* celestiu*m*, ex q*ui*bus sp*iri*tus vitalis corru*m*pit*ur* in a*ni*mali. Et de illa d*ici*t Auice*n*na li.iiij. Ex forma celi corp*o*ra valde facilit*er* inficiu*ntur*. Na*m* i*m*pressio celestis corru*m*pit aere*m* et sic sp*iri*tus corru*m*pit*ur* in ho*mine*. A radice v*er*o sup*e*riori et inferiori si*mu*l

[1] No original: *scz*.

[2] Res 4-TE30-11 acrescenta: «Co*n*tingunt ista stella spende*n*te cometa».

[3] No original: radicẽ. Res 4-TE30-11: radice.

p*e*ruenit q*uando* ex imp*r*essio*n*e celesti corru*m*pente aere*m*, et putrefactione cadauer*um* v*e*l locor*um* causat*ur* morb*us* in ho*min*e, et tal*is* morb*us* q*uan*doq*ue* e*st* febris q*uan*doq*ue* apostema, et hoc vt in pluribu*s*. Aer e*n*im inspirat*us* q*uan*doq*ue* venenosus e*st* et corrupt*us* lede*n*s cor, ita vt natura multipliciter aggrauat*ur*, ymo in t*a*m q*uod* no*n* p*r*ecipit sua*m* lesione*m*. Na*m* appare*n*t bone vrine et bone digestiones, et ta*me*n patie*n*s tendit ad morte*m*. Vn*de* multi medici i*n* patie*n*tib*us* ad vrina*m* atte*n*de*n*tes sup*er*ficial*ite*r loquu*ntur* et decipiu*ntur*. Nec*ess*e est igit*ur* q*uod* q*ui*libet patie*n*s p*ro*uideat sibi de bono medico et exp*er*to. Et ista vide*ntur* dicta[1] de causis pestile*n*tie. Se*d* circa hec mouent*ur* due questio*n*es. Prima e*st* q*ua*re vn*us* morit*ur* alt*er* no*n*, et de illa villa moriunt*ur* ho*min*es et in illa domo in alia aut*em* no*n*. Secu*n*da q*ue*stio e*st* an tales morbi pestile*n*tiales sint c*on*tagiosi. Ad prima*m* dico q*uod* hoc c*on*ti*n*gere p*ote*st ex duob*us* .s. ex p*ar*te age*n*tis et ex p*ar*te patie*n*tis. Ex p*ar*te q*u*ide*m* age*n*tis, q*uia* illa influe*n*tia sup*er*celestis directi*us* respicit illu*m* v*e*l illu*m*, q*uam* illu*m* et illu*m* locu*m*. Sed ex p*ar*te patie*n*tis[2] q*uia* ille est magis dispositus ad morte*m* q*uam* alter. Vn*de* notandu*m* q*uod* corp*o*ra magis disposita sunt corp*o*ra calida lator*um* pororum et corp*o*ra infecta et habe*nt*[3] poros opilatos multis humorib*us*. Vn*de* corp*o*ra a q*ui*b*us* sit magna resolutio, sicut sunt ho*min*es ab ute*n*tes coitu, vel s*e*rui*e*ntes balneis et ho*min*es qui calesiu*nt*[4] magno labore v*e*l magna ira h*a*be*n*t corp*o*ra / magis disposita ad morbu*m*[5] pestile*n*ticu*m*. Ad secundu*m* dico q*uam* tales morbi pestilentiales sunt c*on*tagiosi q*uia* a corporib*us* infectis effluu*n*t humores et fumi venenosi aere*m* corru*m*pentes, et ideo fugiendu*m* est ab infectis, ymo t*em*p*o*r*e* pestilentiali nullus debet stare in cumulo[6] populor*um*, qu*ia* p*ote*st esse aliq*uis* illor*um*

[1] Res 4-TE30-11: dici.

[2] Res 4-TE30-11: petie*n*tis.

[3] No original: bñtia. Res 4-TE30-11: habent.

[4] Res 4-TE30-11: calitiunt.

[5] Res 4-TE30-11: modum.

[6] Res 4-TE30-11: cumilo.

i*n*fect*us*. R*ati*one cui*us* prude*n*tes medici visitando infirmos sta*n*t longe a pacie*n*tib*us* tenentes facie*m* v*er*sus porta*m* vel fenestra*m*, sic etia*m* stare debent infirmor*um* s*er*uitores, vn*de* pacie*n*ti bonu*m* est p*er* dies mutare camera*m*, et freq*uen*ti*us* habere fenestras v*er*sus boream vel v*er*sus oriente*m* ap*er*tas fenestre v*er*o v*er*sus meridie*m* teneant*ur*[1] clause. Vent*us* e*ni*m meridionalis h*abet* in se duas c*aus*as putrefactionis. Prima est q*uod* debilitat corp*or*a ta*m* sanor*um* q*uam* infirmor*um*. Secu*n*da est q*uia* sicut scribitur tercio aphorismorum[2]. Auster ventus inflatus grauat auditu*m* et ledit cor, q*uia* aperit poros ho*min*is, et intrat vsq*ue* ad cor. Quare bonu*m* e*st* sano t*empor*e pestile*n*tie q*uando* flat[3] vent*us* meridionalis manere in domo p*er* totu*m* diem. Si aut*em* necesse fuerit vt exire debeat, maneat in domo vsq*ue* ad eleuationem solis supra nostr*um* orizontem.

De remedijs pestilentie.

Visis causis pestile*n*tie, nu*n*c dicendu*m* e*st* q*ua*liter q*ui*s se debeat a pestile*n*tia p*re*seruare. Pro q*uo* notaudu*m* est iuxta dictu*m*[4] medici p*er* Dauid[5] dicente*m* q*uod* homo primo se debeat diuertere a malo ad bonu*m* et humiliter sua pecta*m*[6] c*on*fiteri quare summu*m* remediu*m* est vt t*empor*e pestilentie peni*tenti*a et c*on*fessio medicamentis ceteris p*re*fera*n*tur, p*ro*mitto t*ame*n summe q*uod* valde bonu*m* remediu*m* est fugere, et locu*m* infectu*m* mutare. Sed q*uia* multi c*om*modo se locu*m* mutare no*n* p*ossu*nt, ideo quantu*m* possibile fuerit, ab eis o*mn*is c*aus*a putredinis euitet*ur*, et ex c*on*seque*n*ti o*mn*is coit*us*, etia*m* p*re*cipue caue*n*d*us* est ve*ntus* meridionalis q*ui* naturaliter e*st* infectiuus. Clauda*n*tur[7]

[1] Res 4-TE30-11: tene*n*tur.

[2] Res 4-TE30-11: amphorismorum.

[3] Res 4-TE30-11: stat.

[4] Res 4-TE30-11 acrescenta: summi.

[5] Res 4-TE30-11: Jheremia*m*.

[6] Res 4-TE30-11: pectata.

[7] Res 4-TE30-11: claude*n*tur.

ergo fenestre (vt dictu*m* e*st*) versus meridie*m* vsq*ue* ad hora*m* prima*m*, ap*er*iant*ur*[1] v*er*sus septe*n*trione*m*. Eade*m* de c*aus*a o*mn*is fetor e*st* euita*ndus*, vtputa stabulor*um* ca*m*por*um* platear*um* et p*re*cipue interfector*um* cadauer*um* putrefactor*um* et maxi*m*e fetor aquar*um*. Nam in aliquib*us* domibus co*n*seruat*ur* aqua per / duos dies vel noctes, vel sunt tra*n*situs subterranei aq*uarum* in q*uibus* s*er*uant*ur* aque p*ro*iecte q*ue* etia*m* magnu*m* causa*n*t fetore*m*. Ex ista c*aus*a etia*m* co*n*tingit q*uod* aliq*ui* moriu*ntur* in illa domo vbi talia co*n*ti*n*gu*n*t, et in alia no*n* vt dictu*m* e*st*. Si*mi*liter in illo vbi effundu*n*tur[2] olera putrida, q*uia* olera putrefacta faciu*n*t nociuu*m* fetore*m*. Vn*de* sicut p*er* odore*m* aromaticu*m* cor et sp*irit*us recreant*ur*, ita ex nociuo fetore debilitant*ur*. Quare s*er*ua*n*da e*st* domus ne aer infect*us* subintret, aer e*n*im infect*us* humid*us* e*st* et putrefactione*m* in domo vel in loco dormitio*n*is naturaliter causat. Subtiliet*ur* igit*ur* dom*us* p*er* clara*m* fla*m*ma*m* et fiat ignis clarus[3] de lignis. Fiat etia*m* cu*m* fumigatio*n*e herbar*um* infra scriptar*um*, vi*delicet* baccelauri, iuniperi vberiorgani, et habent*ur* in aphotecis, absimthij, hyssopi, rute, arthimesie, atq*ue* ligni aloes q*ui*d melius valeret, s*ed* p*ro* paruo p*re*tio co*mpar*ari no*n* p*ote*st, et talis fum*us* inspiret*ur* p*er* os et nares, q*uia* sic interiora ratificat. Ite*m* eade*m* de c*aus*a vitet*ur* o*mn*is repletio, q*uia* corp*or*a plena malis humorib*us* inficiu*ntur* facilius. Vn*de* d*ic*it Auice*n*na quarto canonis, q*uod* illi q*ui* repletione*m* s*emper* cura*n*t periodu*m* et fine*m* vite sue abbreuia*n*t. Item eade*m* de c*aus*a balneu*m* co*mine*[4] euitet*ur*, q*uia* modicu*m* fermentu*m* tota*m* massam[5] corru*m*pit. Vn*de* finaliter o*mn*is multitudo vel co*m*unitas euitet*ur* in quantu*m* possibile sit, ne ab anhelitu infecto[6] aliq*ui*s inficiat*ur*[7]. Sed q*uando* fieri no*n*

---

[1] Res 4-TE30-11: aperie*n*tur.

[2] Res 4-TE30-11: venduntur.

[3] Res 4-TE30-11: parus.

[4] Res 4-TE30-11: commune.

[5] Res 4-TE30-11 acrescenta: corporis.

[6] Res 4-TE30-11: auhelitis i*n*fectis.

[7] Res 4-TE30-11: i*n*fecietur.

p*otes*t vt co*m*unitas euitet*ur*, tu*n*c vtat*ur*[1] remedijs i*n*fra scriptis. De mane q*uando* aliq*ui*s surgit mox paru*m* comedat de ruta lota in aqua munda et sale aspersa c*u*m nuce gallica vna vel duab*us* b*ene* mu*n*datis. Si aut*em* illud *ha*bere no*n* p*otes*t, tu*n*c comedat pane*m* vel torta*m* intincta*m* aceto, et hoc maxi*me* t*empor*e turbido vel nebuloso. In t*empor*e etia*m* pestile*n*tie meli*us* infra domu*m* manere videt*ur* q*uam* extra, nec est sanu*m* ire p*er* villa*m* vel ciuitat*em*. Dom*us* etia*m* asp*er*get*ur* (et sp*eci*aliter in estate) cu*m* aceto et rosis et folijs vitis, ymo bonu*m* e*st* in die freq*ue*nter lauare manus cu*m* aqua et aceto e postea facie*m* tergere et odorare ad manus. Bonu*m* e*st* igit*ur* ta*m* in estate q*uam* in hyeme acetosa odorare. In monte aut*em* pessulano co*mun*itatem vitare no*n* potui, q*uia* tra*n*siui de domo ad domu*m* curando infirmos c*aus*a paup*er*tatis mee. Vn*de* spongia*m* vel pane*m* intinctu*m* aceto mecu*m* portaui tenens ad os et nasum, q*uia* o*mn*ia acetosa opilant meatu*m* humo*rum* nec faciu*n*t venenosa intrare et sic talem / euasi pestilentia*m* socijs meis no*n* crede*n*tibus me vita*m* retinere potuisse. Omnia aut*em* ista remedia per meips*u*m p*ro*baui.

De c*on*fortaminibus cordis et alio*rum*[2] membrorum.

Cordis c*on*fortamina hec sunt, croc*us* cassiafistis, pla*n*tago, cu*m* ceteris herbis q*ue* ratifica*n*t spiritu*m* interiore*m*. Hec e*ni*m p*re*cipue vale*n*t in vulgari co*mun*itate vbi faciliter c*on*tingit q*uod* vn*us* i*n*ficiat*ur* ab alio, i*de*o su*m*me caueat*ur* ne a*n*helit*us* inspiret*ur*[3] ab aliq*uo*. Oculi etia*m* ab aere infecto obscurant*ur*[4] si ho*m*o no*n* portauerit p*re*dicta in manu. Valde ete*ni*m sanu*m* e*st* q*uod* lauent*ur* os[5], oculi et man*us* sepi*us* in die cu*m* aqua rosacea aceto mixta. Si aut*em* p*re*dicta habere no*n* p*otes*t, tu*n*c faciat cu*m* aceto, et sic istis

[1] Res 4-TE30-11: vta*n*tur.

[2] Res 4-TE30-11: principalium.

[3] Res 4-TE30-11: inspieretur.

[4] Res 4-TE30-11: obscurentur.

[5] Res 4-TE30-11 acrescenta: facies.

seruatis securus[1] co*mun*itatem intrabis. Habet*ur* etia*m* p*ro* magno remedio laxatio[2] ve*n*tris. Si aute*m* naturalit*er* fieri no*n* p*otes*t laxatio ve*n*tris, p*ro*uocet*ur* artificialiter p*er* suppositoriu*m*[3], ad quod b*ene* valent pillule[4] pestilentiales q*ue* habent*ur* in apotheca[5]. In domo etia*m* semp*er* teneat*ur* ignis, q*uia* multu*m* i*m*pedit imp*re*ssione*m* celestem, et clarificat aerem. De cibo aut*em* specialiter dico q*uod* tyriaca summe vtilis est ta*m* sanis q*uam* infectis. Sumat*ur* igit*ur* bis in die cu*m* vino claro limphatico, vel cu*m* aqua clara rosacea aut cu*m* ceruisia clara, nec sumat*ur* de tyriaca nisi ad qua*n*titatem vni*us* pisi, de vino v*er*o aqua vel ceruisia ad qua*n*titatem duor*um* coclearriu*m*, tyriaca, aut*em* in vase penitus dissoluat*ur*, differat*ur* etia*m* prandiu*m* vsq*ue* ad mediu*m* diem, vt tyriaca in corpore sua*m* exerceat op*er*atione*m*. Bonu*m* i*n*sup*er* ferculu*m* cu*m* vino puro sepe in die sume*n*du*m* e*st*, no*n* multu*m* *tame*n simul, q*uia* nimia sup*er*abu*n*dantia putrefactio*n*em humor*um* i*n*ducit. Caueant*ur* in cibis o*mn*ia calefacti*u*a, vt sunt piper et alliu*m*, lic*et* e*ni*m piper cerebrum a phlegmate[6] purgat et sp*ec*ialia me*m*bra a viscosis hu*m*orib*us* q*uia* *tame*n nimis calefacit et calefactio putrefact*io*nem i*n*ducit[7], pl*us* videt*ur* sola amaritudo q*uam* calor odor et sapor in ip*so* placuisse. Alliu*m* etia*m* q*uam*uis a phlegmate[8] purget[9] et malos hu*m*ores eijcit et prouocat appetitu*m* comede*n*di, et aere*m* siccu*m* intrare no*n* p*er*mittit, q*uia* oculos p*er*turbat et caput vniuscui*us* q*uia* sepe comede*n*tis calefacit, i*de*o no*n* videt*ur* placuisse. Pestile*n*tia e*ni*m ex calida *caus*a sepe augmentat*ur*. O*mn*es igit*ur* cibi qua*n*to

[1] Res 4-TE30-11: securis.

[2] Res 4-TE30-11: laxatiuo.

[3] Res 4-TE30-11: suppositorum.

[4] Res 4-TE30-11: pipille.

[5] Res 4-TE30-11: apothecis.

[6] Res 4-TE30-11: flecmate.

[7] Res 4-TE30-11: incidit.

[8] Res 4-TE30-11: flecmate.

[9] Res 4-TE30-11: purgat.

faciliores[1] digestionis sunt tanto meliores. De mane sumantur cibaria bulita, de / nocte vero assata. Brodia aut*em* et pulme*n*ta[2] euitentur nisi fuerint acetola. T*empor*e e*ni*m pestile*n*tie p*re*ualent fercula acetosa o*mn*ibus medicinis. Si*m*i*lite*r euitari debent o*mn*es fruct*us* nisi sint acetosi, vt sunt cerasa mala granata, aut modicu*m* de piro *ve*l pomo loco medici*ne*. Na*m* o*mn*is fruct*us* putrefactione*m* i*n*ducit. Species co*mun*iter co*n*ueniē*n*tes sunt zanziber, cinamomu*m*, ciminu*m*, flores muscator*um* et croc*us*, cu*m* hijs e*ni*m optima salsa p*ro* diuitib*us* p*ro*curatur[3]. S*ed* si sint paup*er*es recip*er*e d*ebe*nt rutam saluia*m*, nuces gallicas petrocilmu*m*[4] et cum aceto miscere simul et est bona salsa. Si aut*em* mediocres[5] sunt recip*er*e d*ebe*nt ciminu*m* et crocu*m* et miscere simul cu*m* aceto, et talis salsa valet, et o*mn*em putrefactione*m* p*ro*hibet. Etia*m* iocu*n*ditas cordis magnu*m* remediu*m* sanitatis e*st* corp*or*e. Quare cauendu*m* e*st* temp*or*e pestile*n*tie ne q*ui*s morte*m* timeat, s*ed* sine timore et sollicitudine pestilentialis morbi vel p*er*iculi cuiuscu*m*q*ue* lete vivendo diu viuere speret[6].

De fleubothomia

Fleubothomia semel in me*n*se fieri p*otes*t nisi etas v*e*l aliquid h*uius*mo*di* p*ro*hibeat vt apparet in p*r*egna*n*tib*us*[7] vel in aliq*uo* debili vel in pacie*n*tib*us* fluxum ve*n*tris. Fiat aut*em* fleubothomia in basilica[8] dextra *ve*l sinistra a*n*te comestione*m*, post incisione*m* vero basilice valet esse gaudiosu*m* et bibere bonu*m* vinu*m* vel bona*m*

---

[1] Res 4-TE30-11: facilioris.

[2] Res 4-TE30-11: plumenta.

[3] Res 4-TE30-11: procuretur.

[4] Res 4-TE30-11: petrosilium.

[5] Res 4-TE30-11: mediocrites.

[6] Res 4-TE30-11: sperat.

[7] Res 4-TE30-11: pegrinantibus.

[8] Res 4-TE30-11: basielica.

ceruisia*m*, se*m*p*er* t*am*en te*m*p*er*ate, nec e*st* co*n*uenie*n*s dormire illo die in q*uo* basilica[1] e*st* incisa. Si q*ui*s aut*em* apostemate se grauatu*m* senserit, vel ia*m* e*ss*e infectu*m*, tu*n*c o*mn*ino vitet somnu*m* ambula*n*do, q*uia* in somno calor intri*n*sece venenu*m* i*n*ducit ad cor et ad alia me*m*bra sp*ec*ialia, ita q*uod* vix aliq*ua* herba p*ote*st tale venenum ad statu*m* pristinu*m* reuocare, q*uo*d t*am*en no*n* fieret si h*om*o e*ss*et in motu. S*ed* diceret q*ui*s, ex q*uo* somn*us* d*ebe*t vitari, q*ui*d si haberet somnu*m* naturale*m*. Ad hoc dico breuit*er* q*uod* in t*em*p*or*e pestile*n*tiali stati*m* post comestione*m* si q*ui*s h*abe*ret libidine*m* dormie*n*di, tu*n*c talis libido d*ebe*t reuocari p*er* spaciu*m* in ortulis vel in ca*m*pis, et sic somn*us* naturalis p*otes*t fieri p*er* una*m* hora*m* p*ost* comestione*m*. Dicit igitur Auice*n*na q*uod* si h*om*o vellet dormire d*ebet* bibere bonu*m* haustu*m* ante dormitione*m*, q*uia* h*om*o ex*iste*ns in somno attrahit multos hu*m*ores, et isti mali homores depellu*n*tur p*er* humore*m* boni hausti[2]. Sed diceret q*ui*s qu*omodo*[3] debet sentire ho*m*o q*uando* est infectus. Ad hoc r*espo*ndeo q*uod* / ho*m*o qui infectus e*st* tali die no*n* multu*m* comedit, q*uia* e*st* repletus malis humorib*us*, et statim post prandium h*abet* libidine*m* dormiendi et magnam calefactione*m* sub frigore sentit. Habet etiam magnum dolore*m* in anteriori p*ar*te capitis. S*ed* o*mn*ia ista debet reuocare per modum[4] spacij hinc et inde. Eq*ui*tare aute*m* vel ambulare no*n* p*ote*st p*r*opt*er* nimia*m* pigricia*m* corp*or*is et ponderositate*m*, na*m* ho*m*o infect*us* o*mn*i hora libidine*m* h*abet* dormiendi, q*uia* venenum intrinsecu*m* p*er*turbat spiritu*m* vitale*m*, sic q*uod* semp*er* te*n*dit ad requie*m*. Ex istis igitur signis h*om*o sentit se infectu*m*. Si q*ui*s ut*em* credere nollet, expectet p*er* mediu*m* diem et statim sentiet apostema sub brachijs vel circa pudibunda vel circa aures. Est[5] ergo summu*m* remediu*m* si q*ui*s senserit o*mn*ia p*re*dicta t*em*p*or*e pestilentiali, vt somnu*m* vitet, q*uia* sicut ex p*re*dictis patet in somno

[1] Res 4-TE30-11: basielica.

[2] Res 4-TE30-11: haustis.

[3] Res 4-TE30-11: quis quo modo.

[4] Res 4-TE30-11: motum.

[5] Res 4-TE30-11: Et.

sp*ir*itus vitalis quiescit, venenum aute*m* aspergitur p*er* membra hinc et inde. Hec o*mn*ia p*er* meips*u*m p*ro*baui. Istis aut*em* sic stantibus q*uando* ho*m*o senserit se esse infectum, q*uam* citius fieri potest, eode*m* die sanguinem[1] minuat[2] abunde vsq*ue* ad sincopam .i.[3] vsq*ue* ad v*er*tigine*m*, q*uia* parua minutio sanguinis venenu*m* excitat. Si aut*em* ho*m*o no*n* vellet incidere plures venas simul tunc p*er*mittat transire vena*m* incisam vt prius dictum e*st* vsq*ue* ad retardatione*m* sanguinis, q*uia* parua fluxio sanguinis venenu*m* fortius excitat, vt[4] patuit. Item ho*m*o incisus venis siue sit infectus siue no*n*, s*emper* vitet somnum p*er* die*m* vsq*ue* ad media*m*[5] noctem, et s*emper* in eade*m* pa*r*te corp*o*ris in q*ua* apostema apparuerit fiat incisio vene. Si igitur apparet apostema sub brachio dextro fiat fleubothomia in medio eiusde*m* brachij de mediana. Si aute*m* sub sinistro fiat fleubothomia in mediana eiusde*m* brachij vel in epatica[6] .i.[7] in vena circa paruum digitu*m*. Et si circa pudibunda fiat fleubothomia in pede eiusde*m* lateris circa calcem. Si aute*m* apostema fuerit in collo fiat fleubothomia de cephalica circa pollice*m* in manu lateris eiusde*m* v*e*l mediana eiusde*m* brachij v*e*l in manu eiusde*m* lateris circa digitu*m* minore*m*. Si aut*em* apparuerit circa aure*m* fiat fleubotho*m*ia de cephalica eiusde*m* lateris, v*e*l de vena q*ue* e*st* int*er* i*n*dice*m* et pollice*m* ne m*u*lta venenosa i*n*uada*n*t cerebr*um*, v*e*l de vena q*ue* e*st* circa minore*m* digitu*m*, v*e*l circa articulu*m* q*ue* a multis medicis appellat*ur* basi/lica. Si apparuerit in scapul*is* minue cu*m* ve*n*tosis et primo minue mediana*m*. Si in dorso minue supra pedica*m* magna*m*. Et o*mn*ia ista fiant si ho*m*o no*n* dormierit an*te* cognitio*nem* apostematis. Si aut*em* talia apostemata senserit p*ost* dormitio*nem*, tu*n*c fieri d*ebet* minutio in pa*r*te crucifixa, vt

[1] Res 4-TE30-11: sanguis.

[2] Res 4-TE30-11: minuatur.

[3] Res 4-TE30-11: id est.

[4] Res 4-TE30-11 acrescenta: pri*us*.

[5] No original: mẽdiã. Res 4-TE30-11: media*m*.

[6] Res 4-TE30-11: epate.

[7] Res 4-TE30-11: id e*st*.

si apostema apparuerit in brachio dextro, fiat fleubothomia de[1] brachio sinistro de epate *ve*l basilica *ve*l de mediana. Et si apparuerit apostema s*u*b brachio dextro, fiat *secundu*m q*uod* dictu*m* est de brachio sinistro[2], et sic de alijs locis in q*uibus* apparuerit apostema, ita q*uod* sup*er* fiat opposito m*od*o. Minut*us* v*er*o si sit valde*m* debilis, tu*n*c p*ote*st fieri dormitio post mediu*m* die*m* et s*emper* infra mediu*m* die*m* d*ebet* esse in co*n*tinuo motu eq*ui*tando vel tra*n*seu*n*do moderate. Et si postea creuerit apostema no*n* timeat[3], q*uia* tale apostema e*st* malu*m* expelle*n*s et reddit h*omi*nem valde sanu*m*. Vt aut*em* citi*us* et facili*us* apostema maturescat et ru*m*patu*r*, d*ebet* fieri medicamentu*m* tali m*od*o. Tere folia sambuci et adde sinapu*m* tritu*m* et fac emplastru*m*, deinde suppone[4] apostemati. Aliq*ui* v*er*o chirurgici volu*n*t q*uod* addat*ur* tyriaca, s*ed* su*m*me suadeo q*uod* no*n* fiat, na*m* ip*s*a tyriaca venenu*m* expellit, meli*us* v*er*o[5] videt*ur* si aliq*ui*s haberet apostema q*uod* bibat tyriaca*m*, et sic expellit venenu*m*. Ite*m* aliud remediu*m*. Accipe barba*m* iouis, serpillu*m*, gallice serfeuil[6], plantagine*m*, et modicu*m* de siligine, et tere hec o*mn*ia insimul donec videris aqua*m* inde exire, deinde misce aquam illa*m* cu*m* lacte mulieris, et da illi bib*er*e q*ue* apostema habuerit, et hoc fieri d*ebet*[7] ieiuno stomacho, q*uia* eo meli*us* op*er*at*ur* in h*omi*ne. Ite*m* cu*m*[8] primo apostema apparuerit recipiet[9] auellanas, ficus et ruta*m*, et co*n*tundat simul, deinde sup*er*ponat. Et hec ad p*rese*ns dicta de pestile*n*tia sufficiant. Si q*ui*s aut*em* s*ecundu*m p*re*dictu*m*

---

[1] Res 4-TE30-11: in.

[2] Res 4-TE30-11: «Et si apparuerit aposte*ma* sub brachio sinistro, fiat fleubothomia de brachio dextro secundum q*uod* dictum est de brachio sinistro».

[3] Res 4-TE30-11: timeatur.

[4] Res 4-TE30-11: sup*er*pone.

[5] Res 4-TE30-11: ergo.

[6] Res 4-TE30-11: serfeul.

[7] Res 4-TE30-11: ante mitionem.

[8] Res 4-TE30-11: cui.

[9] Res 4-TE30-11: recipiat.

se rexerit, hui*us* morbi c*on*tagiosi p*er*icula ben*e* euadet prestante d*omi*no n*ost*ro Jesu Chr*ist*o (sine q*uo* nichil fieri p*ote*st) qui e*st* omnipote*n*s et gloriosus et laudabilis et b*e*n*e*dict*us* cu*m* intemerata virgine Maria matre sua[1] in secula seculor*um* Amen.

Tractat*us* de regimi*n*e pestile*n*tico d*omi*ni Kami*n*ti ep*iscop*i Arusie*nsi*, ciuitatis regni Dacie artis medicine expertissimi p*ro*fessoris finem habet.

[1] Res 4-TE30-11: eius.

ESTUDO LINGUÍSTICO

Estudo linguístico

A análise linguística do *Regimento Proueytoso contra ha Pestenença* incidirá nas particularidades ortográficas do texto e nalgumas características fonéticas, morfossintáticas e lexicais.

1. Particularidades ortográficas

Faremos um comentário, através do levantamento documental de formas, da representação das vogais e dos ditongos nasais, da presença de consoantes etimológicas, da oscilação da sílaba inicial *es-* / *s-*, do emprego do *h*, do *y*, do *j*, do *u* / *v*, do *c* / *ç* e das consoantes duplas *ll*.

A representação das vogais e dos ditongos nasais no texto faz-se de diversas formas, devido por um lado a oscilações fonéticas e por outro à instabilidade ortográfica. Sistematizamos os dados obtidos do seguinte modo:

– Ditongo nasal -ão [α̃w] em sílaba tónica final:

-am: açafram; cõfissam; coraçam; cõseruaçam; digestam; empresam; emtam; ẽpressam; gram; jmpressam; questam; ymaginaçam; estam; stam; sam.

-ã: *coraçã; cõseruaçã; desposiçã; emtã; jndisposiçã; podridã; questã; razã; reformaçã; resoluçã; sã; tã.*

-aã em formas verbais da terceira pessoa do plural: *saã; vaã.*

-aão: *maão; paão; saão; saãos; veraão.*

– Ditongo nasal -ão [α̃w] em sílaba átona final nas terminações verbais em *-am*:

-am: *causam; façam; opilam; sejam.*

-ã: *abrã; abreuiã; apegã; çarrã; chamã; destruã; endereçã; ẽpeçonhẽtã; esguardã; esqueẽtã; falã; lançã; podiã; ponhã; visitã.*

– Ditongo nasal -õe [õj] em sílaba tónica: *digestiões; poõe; põlho.*

– Ditongo nasal -ãe [ɑ̃j] em sílaba tónica final: *çirogiaães.*

– ditongo nasal [ẽj]:

-*ẽ* em formas verbais da terceira pessoa do plural: *abastẽ; acõteçẽ; apareçẽ; apareçerẽ; busquẽ; conheçẽ; corrompẽ; corrõpẽ; cõtentẽ; deuẽ; dormẽ; escureçẽ; estẽ; euitẽ; fazẽ; fechẽ; forẽ; misturẽ; morrẽ; mouẽ; nẽguẽ; pareçẽ; podẽ; preçedẽ; proçedẽ; querẽ; serẽ; sobẽ; tomẽ; valẽ.*

-*ẽ* em hiato com *e* nas formas verbais da terceira pessoa do plural: *creẽ; teẽ; veẽ.*

-*ẽ* em sílaba final de outras classes gramaticais: *alguẽ; bẽ; chãtagẽ; ẽ; homẽ; homẽs; itẽ; lingoagẽ; nẽ; ordẽ; outrẽ; siligẽ; tãbẽ; virgẽ.*

-*em* nas formas verbais da terceira pessoa do plural: *cõsintem; cõuem; deuem; forem; procedem; teem; tem.*

-*em* em sílaba final de outras classes gramaticais: *bem; chãtagem; em; Item; nem; sem; tãbem.*

-*em* em sílaba inicial átona: *emferma; emfraqueçe; emfraqueçer; emganados; empero; emprasto; empeçe; empeçonhentado; empeçonhẽtado; empresam; emtã; emtam; emtãto; emtõ; emtom; emtra; emtrar; sempre; tempo.*

-*en* em sílaba inicial átona: *encher; endereçã; enfermos; ensanha; entrar; entraras.*

– vogal nasal [ɑ̃] em sílaba final: *auelaãs; maçaã; manhaã; meaã; romaãs.*

– vogal nasal [ẽ]:

-*ẽ* em sílaba inicial e medial: *ajũtamẽto; agẽte; apareçimẽto; apeçonhẽtado; autẽticos; caladamẽte; bẽta; breuemẽte; doẽte; ẽfermo; ẽganados; empeçonhẽtado; ẽpressam; escassamẽte; esqueẽtã; ẽssopado; ẽtre; finalmẽte; gẽte; impedimẽto; inchamẽto; jũtamẽte; mantijmẽto; mayormẽte; mẽbros; mouimẽto; naturalmẽte;*

paciẽte; peçonhẽto; pertẽçe; pestenẽça; pestilẽcia; pigmẽta; prinçipalmẽte; prudẽtes; queẽte; regimẽto; retardamẽto; seguramẽte; teẽdo; tẽpo; Valẽtino; vẽto; vẽtres; viuẽtes; etc.

-en em sílaba medial: *acreçenta; ajũtamento; apodrentamento; apodrentar; aqueenta; çertamente; comuũmente; corrença; cõtentẽ; creçente; empeçonhentado; salseamentos; federentos; fortemente; sente; vento; ventosas; ventre; ventura; entre*; etc.

– vogal nasal [ĩ]:

-ĩ: *mĩguaras*.

-im em final de palavra: *fim; latim*.

-im em sílaba inicial ou medial: *alimpar; alimpe; impedimẽto; impedir; limpa; limpas*.

-jn: *ajnda; jndirãçe; jndisposiçã; jnferior; jnfirmidade; jnfirmidades; jnpidoso; jnspirado; Trijndade*.

– vogal nasal [õ]:

-õ em final de palavra: *boõ; cõ; coraçõ; corrupçõ; emtõ; nõ; podridõ; sõ*.

-om em final de palavra: *com; coraçom; dom; emtom; multidom; nom; podridom; som*.

-õ em sílaba inicial ou medial: *acõteçe; acõteçẽ; acõteçer; cõformidades; cõfessar; cõfissam; cõsinta; cõsintem; cõpanheiros; cõpanhia; cõprar; corrõpe; corrõpẽ; corrõpẽte; cõseguinte; cõseruaçã; cõseruaçam; cõtagiosas; cõtentẽ; cõtorua; cõtrayra; cõtrayro; cõuem; Mõpilher*.

-om em sílaba medial: *corrompẽ*.

-on em sílaba inicial ou medial: *contra; donde; onde; orizonte; respondo; sponja; vergonçosas*.

– vogal nasal [ũ]:

-ũ antes de *t* e *d*: *ajũtamento; ajũtamẽto; jũtamente; jũtamẽte; segũda; segũdo*.

-ũ em hiato com *u* e *a*: *algũas; alguũ; alguũs; comuũmente; hũa; huũ; huũa; nẽhũa; nẽhuũ*.

-un antes de *d*: *segunda; segundo*.

Algumas formas são grafadas com um *s-* inicial seguido de uma consoante: *screuer; scriptas; sguarda; speciaaes; special; speçias; spere; spirito; spiritos; sponja; squeẽta; stam; star*. Estas formas convivem com outras grafadas com *e* inicial, como: *escreue; espere; esqueẽtã; estam; estar*.

O *h* tem um emprego bastante irregular, tal como era uso na época. Associado ao *c, l* e *n*, é utilizado na formação dos dígrafos *ch*, *lh* e *nh*, conforme o uso atual. Ocorre também em palavras cujo étimo latino o continha, como: *herua, heruas* (lat. *herba-m*); *homẽ, homẽs* (lat. *homine-m*); *hora, horas* (lat. *hora-m*); *humido* (lat. *humidu-m*); *humildosamẽte* (lat. *humile-m*); *humores* (lat. *humore-m*); *theologia* (lat. *theologia-m*). Noutros casos, é empregue por falsa analogia, como em *bathalhas*, ou tendo em conta as convenções ortográficas da época, como: *he* (forma do verbo ser), *hi / hy* (advérbio *aí*); *hũa / huũa* e *huũ*.

O verbo *haver* apresenta três formas e só uma é transcrita com o *h*: *ha; ajamos; auer*. Além das duas formas do verbo *haver*, ocorre mais um caso sem *h*, cujo uso é exigido pela etimologia: *orizonte* (lat. *horizonte-m*). Por outro lado, a forma *huse* (do verbo *usar*) apresenta *h* inicial.

No que diz respeito ao *y*, pode-se sistematizar o seu emprego de acordo com quatro contextos distintos:

– Como semivogal [j] nos ditongos:

-ay: *abayxo, apotecayros, bayxo, boticayro, cõtrayra, cõtrayro, mayormẽte, mays, say, saya, vay.*

-ey: *aproueyta, cheyrar, cheyro, cheyros, cheyrosas, dereytamente, derradeyro, direyto, escapey, feyto, frey, leyte, leyxe, ligeyramente, ligeyramẽte, lygeyramẽte, maneyra, primeyra, primeyramẽte, primeyro, prouey, proueyto, proueytosa, proueytoso, terçeyro.*

-oy: *coyto, noyte.*

-*uy*: *muy, muytas, muyto, muytos.*

– No início de palavra como vogal plena: *ydade, yguaria, ymaginaçam, yr, yra, ysope, ysso, ysto.*

– No final de palavra também como vogal plena: *assy, daly, hy, my, sy.*

– Em hiato: *rayz, sayda, Luys, menuyr.*

No que diz respeito ao *j*, pode-se sistematizar o seu emprego de acordo com quatro valores fonéticos distintos:

– Com valor de [ʒ]: *ajũtamento; ajũtamẽto; ajamos; ajnda; artamija; artamija; asobeja; çerueja; çirejas; çujas; çujo; çujos; deseja; desejo; proueja; seja; sejam; sobejamẽte; sponja; vejas.*

– Com valor de [i] em início de palavra: *jsso; jsto; jmigos; jmpressam; jndirãçe; jndisposiçã; jnferior; jnfirmidade; jnfirmidades; jnpidoso; jnspirado.*

– Com valor da semivogal [j] em ditongos: *mujtas; mujto; mujtos.*

– Com valor de [i] e [ĩ] em hiatos: *ajnda; Trijndade; perijgo; perijgos; vijr.*

O *v* ocorre na obra com alguma frequência para representar a consoante fricativa labiodental sonora [v], como demonstram os seguintes exemplos: *veẽ; veemos; veer; verão; verças; v; vaã; valẽ; Valẽtino; vaso; vay; vazar; vberiorgano; vea; veas; vejas; vento; ventosas; ventre; ventura; vergonçosas; verso; vẽta; vẽto; vẽtosa; vẽtosidades; vẽtres; vẽtura; vez; vezes; vida; vinhas; vinho; vijr; villa; vinagre; viuer; viuẽtes; virgẽ; virtude; visitã; vistas; vistosos; vitaes; vital; voar.*

Em nenhum dos casos o *v* representa a vogal [u], o que é uma inovação em relação a obras impressas na mesma época.[1]

O mesmo já não sucede com o *u*, que ora representa a

---

[1] Na *Vita Christi* (1495) aparecem: *vsassemos, vsurpar, vsura, vuas* (= uvas), etc. Nos *Evangelhos e Epístolas* (1497) aparecem: *vssos* (= ursos), *vsam, vsou, vsaua, vsando, vsees, vsara, vse, vsança, vuas,* etc.

consoante fricativa labiodental [v], ora a vogal velar [u]. Do primeiro caso temos, entre outros: *abreuiã; agraua; agrauada; agrauado; agrauar; aleuãtar; andaua; aproueyta; mouẽ; mouimento; mouimẽto; ouuido; pouoo; preseruar; proueyto; seruidores; teuer; teuesse; viuer.*

Em início de palavra, o grafema *v* representa a consoante fricativa labiodental sonora [v]; no interior de palavra, essa função foi atribuída ao grafema *u*.

O *c* cedilhado nem sempre é utilizado de acordo com a norma atual, ou seja, apenas antes de *-a, -o* e *-u*. São muitos os casos em que o *ç* ocorre antes de *-e* e *-i*: *açerca; açeso; acõteçe; acõteçer; acreçenta; apareçe; apareçer; apareçerẽ; aqueçer; Auiçena; çedo; çeeo; çeos; çephalica; çerebro; çertamente; çerueja; creçente; creçer; emfraqueçe; emfraqueçer; empeçe; escureçer; esmoreçer; jndirãçe; naçer; neçessario; padeçe; pareçe; pareçer; pertẽçe; preçedẽ; proçede; proçedẽ; reçebas; reçeber; terçeyro; apareçimẽto; çidade; çima; çirejas; çirogiaães; ẽçima; paçiẽte; pestilẽçiaaes; pestilẽçiaes; pestilẽçial; pestilençia; pestilençiaaes; pestilençial; pestinẽçias; prinçipaes; prinçipalmẽte; speçias; substãçia.*

As formas cedilhadas convivem com outras, menos frequentes, não cedilhadas: *Auicena; celestial; celestrial; procedem; crucifixa; Dacia; Francisco; paciẽte; penitencia; pestilẽcia; pestilencia; pestilencial; speciaaes; special; superficialmẽte.*

As consoantes duplas, comparativamente com outras obras da mesma época, são em número bastante reduzido, talvez devido à pouca extensão do texto. Além das formas grafadas com *ss* e *rr*, que, de um modo geral, estão de acordo com o uso atual e por isso não serão comentadas, sobressaem as formas com *ll*, como: *aquella; aquelle; aquelles; capitollo; cauallo; daquella; daquelle; della; dellas; delles; ella; naquella; naquelle; pella; polla; pollo; serpillo; tralladado; villa.*

O número de consoantes etimológicas não é muito significativo:

– *c* antes de *t*: *dicto; fructo; fructos; sancta*;

– *p* antes de *t*: *corrupto; corruptos; scriptas*;

– *g* antes de *n*: *regno; signaaes; signaes*.

Algumas das formas grafadas com consoantes etimológicas convivem com formas simplificadas, como *dicto / ditas* e *signaaes, signaes / sinal*.

2. Fonética

Apesar de no final do século XV as vogais geminadas (ou encontros vocálicos em hiato) não serem já pronunciadas e estarem a cair em desuso na escrita, nota-se no texto uma presença ainda significativa. As formas com vogais geminadas alternam com formas em que as mesmas foram reduzidas.

Os casos etimológicos de vogais geminadas resultam da síncope de consoantes intervocálicas e da assimilação de vogais após a síncope da consoante, como em *maa* < *mala*, *creer* < *credere* e *soo* < *solu*. Os casos não etimológicos de vogais geminadas devem-se, ora à falsa analogia, ora à necessidade de indicar a vogal tónica, como em *speciaaes* < *speciales* e *quaaes* < *quales*.

Listagem dos casos que ocorrem no texto:

– em -*aa*: *aa; aar; aares; maa; maaos; pestilẽçiaaes; pestilençiaaes; quaaes; signaaes; speciaaes; taaes*.

– em -*aã*: *auelaãs; çirogiaães; maão; maãos; maçaã; manhaã; meaã; paão; romaãs; saã; saão; saãos; veraão; vaã*.

– em -*ee*: *aqueenta; atee; çeeo; creer; feere; geera; meesma; meesmo; meezinha; meezinhas; pauees; pee; seer; seestra; seestro; teem; teer; veemos; veer*.

– em -*eẽ*: *creẽ; esqueẽtã; queẽte; queẽtes; queẽtura; squeẽta; teẽ; teẽdo; veẽ*.

– em *ij*: *jardijs; mantijmentos; mantijmẽto; mantijmẽtos; perijgo; perijgos; Trijndade; vijr*.

– em -*oo*: *door; pouoo; soo; soomẽte.*
– em -*oõ*: *boõ; boõa; boõas; poõe.*
– em -*uũ*: *alguũ; alguũs; comuũmente; nẽhuũ.*

Algumas das formas de vogais geminadas que alternam com aquela em que as vogais se encontram já contraídas, são: *boõa* / *bõa*; *boõas* / *bõas*; *maaos* / *maos*; *meesma* / *mesma*; *meezinhas* / *mezinhas*; *pestilẽçiaaes, pestilençiaaes* / *pestilẽçiaes*; *signaaes* / *signaes*; e *taaes* / *taes*.

No texto podem identificar-se os seguintes fenómenos fonéticos:

– Alternância vocálica: *amtre, antre* / *entre, ẽtre*; *çirejas*; *dereytamente* / *direyto*; *despostos* / *dispostos; esto, estos* / *isto, jsto, ysto*; *infirmidade, infirmidades, jnfirmidades, jnfirmidade* / *ẽfermo, ẽfermos, emferma, enfermos*; *melhor, melhores* / *milhor, milhores*; *menuido, menuyr*; *mesturada* / *mistura, misturẽ*; *cõsinta, cõsintem*; *sentira* / *sintira, sente* / *sinte*.

– Permuta de líquidas (*l* / *r*): *cristel* (clister); *emprasto* (emplastro); *freuma* (fleuma); *froles* (flores); *pirolas* (pílulas).

– Assimilação: *estamago* (estômago); *artamija* (artemija ou artemísia); *federentos* (fedorentos); *genela, genelas* (janela); *nẽguẽ* (ninguém); *pigriça* (preguiça).

– Dissimilação: *camera* (câmara); *federentos* / *fedor, fedores*.

– Metátese: *apotecayros, boticairo, boticayro* (boticário); *cõtrayra, cõtrayro* (contrário); *metauros* (meteoros); *chãtagẽ, chãtagem* (tanchagem); *pigriça* (preguiça).

– Prótese: *alimpar, alimpe*; *apeçonhẽta, apeçonhẽtado, apeçonhẽtados, apeçonhẽte* / *peçonhẽtado*; *asobeja* (sobejar); e *asutileze* (subtilizar).

– Epêntese: *celestial* / *celestrial; digestiões; quẽtẽtura*[1].

– Aférese do *a*: *acreçenta* / *creçente* (acrescentar).

– Síncope do *r*, do *s* e do *n*: *çirogiaães* (cirurgião); *naçer* (nascer); *acreçenta*; *tralladado* (trasladar); *meos* (menos).

---

[1] As duas últimas formas devem-se provavelmente a gralha.

– Troca do *b* pelo *v*: *cõtorua* (conturbar); *gingiure* (gengibre); *pertorua* (perturbar); e *verças* (berças).

– Ditongação: *agoa, agoas / augoa, augoas, augua*; *aguada / auguado*; *ourinas* (urina).

3. Morfossintaxe

Nesta secção do nosso estudo, faremos um comentário aos artigos definidos e indefinidos, aos pronomes, aos verbos e aos marcadores discursivos, tendo em conta duas linhas orientadoras: a sua estrutura morfológica e o seu emprego sintático.

3.1. Artigos definidos

As várias formas simples dos artigos definidos encontram-se assim distribuídas:

Género	Singular	Plural
Masculino	o (62); ho (43)	os (38)
Feminino	a (60); ha (21)	as (20); -las (1)

Verifica-se a predominância das formas atuais *o, a, os, as*. As formas iniciadas por *h* não são representadas no plural. A forma arcaica *las* surge contraída com o pronome *todo*: *todalas*. Esta ocorrência é única. Nas restantes formas em que o pronome no plural se encontra com o artigo definido, não há contração: *todas as* (3); *todos os* (2).

O artigo que antecede as palavras *cometa* e *fim* indica um género diferente do uso atual. Os contextos são os seguintes: «sinal he quando *ha cometa* pareçe voar»; «quando *ha cometa* apareçe acõteçẽ mortes de gẽtes em bathalhas»; «abreuiã seus dias e tẽpos *da sua fim*».

O artigo definido, que no Português atual acompanha quase sempre os pronomes possessivos com função de determinantes, era no Português Antigo frequentemente omitido quando aqueles antecediam o nome ou se encontravam em posição átona (cfr. Nunes 1989: 242). O *Regimento* confirma que o uso dos possessivos antecedidos do artigo definido não estava ainda generalizado em finais do século XV.

Embora o número de ocorrências dos possessivos não seja significativo (há apenas 13 ocorrências para *meu, teu, seu* e *nosso* com suas flexões), são todavia suficientes para confirmar que o fenómeno da ausência do artigo se fazia ainda sentir, a ponto de o mesmo ter sido levado para o Brasil, sendo atualmente uma das cracterísticas da norma brasileira.

Sem artigo, identificámos oito casos:

– *seus* (3 vezes): «ha de cõfessar *seus* pecados humildosamẽte»; «sempre querẽ encher *seus* vẽtres»; «abreuiã *seus* dias».

– *sua* (3 vezes): «e minguã *sua* vida»; «possa a triaga em o corpo fazer *sua* operaçam»; «da bẽta virgẽ Maria *sua* madre seja gloria e louuor».

– *suas* (1 vez): «por cõseruaçã de *suas* saudes».

– *nosso* (1 vez): «cõ virtude e meezinha de *nosso* senhor Jesu Christo».

Precedidos de artigo, identificámos cinco casos:

– *meu* (1 vez): «*os meos* cõpanheiros nõ podiã creer que eu podesse viuer e escapar».

– *minha* (1 vez): «por causa *da minha* pobreza».

– *teu* (1 vez): «Quãto he *ao teu* mantijmẽto digo te que a triaga te he muyto proueytosa».

– *sua* (1 vez): «tẽpos *da sua* fim».

– *nosso* (1 vez): «suba huũ boõ espaço sobre *o nosso* orizonte».

Nos textos em Português Antigo, é frequente encontrar o pronome *todo*, quando antecede um substantivo e tem a função de determinante, sem o artigo definido. O *Regimento* apresenta ainda casos em que esse fenómeno está presente.

A ausência do artigo nota-se apenas com as formas do

singular *todo* e *toda*. As formas do plural são seguidas de artigo ou de determinante demonstrativo.

Sem artigo, identificámos nove casos:

– *todo* (1 vez): «he neçessario que *todo* ẽfermo se proueja de boõ fisico»;

– *toda* (6 vezes): «*toda* luxuria»; «*toda* multidom de pouoo»; «em *toda* maneyra» (2); «*toda* podridom»; «de *toda* parte».

Com artigo, identificámos catorze casos:

– *todo* (6 vezes): «*todo o* coyto»; estar em casa por *todo o* dia»; «esquiuaras *todo ho* fedor»; «*todo ho* inchamẽto do ventre»; «*todo ho* fructo traz podridõ»; «dormir per *todo o* dia»;

– *toda* (2 vezes): «*toda a* massa»; «*toda a* triaga».

– *todos* (2 vezes): «*todos os* mantijmentos»; «*todos os* fructos»

– *todas* (3 vezes): «*todas as* mezinhas»; «*todas as* outras heruas»; «em *todas as* horas».

– *todalas* (1): «*todalas* meezinhas».

Em dois contextos com o pronome no plural, o artigo é substituído por determinantes demonstrativos: «*todas estas* cousas» (2); «*todos estos* remedios».

Os artigos definidos contraem com as preposições *a, de, em* e *por*. No *Regimento*, surgem catorze formas proposicionais contraídas, que dão um total de 176 ocorrências. Destas ocorrências, tivemos de retirar onze, que são aquelas em que as preposições contraem com os pronomes *o qual* e *o outro*.[1]

Contração	**Singular**	**Plural**
a + a, as	aa (2)	as (8)
a + o, os	ao (8)	aos (7)
de + a, as	da (52)	das (6)

[1] As contrações com os pronomes *o qual* e *o outro* estão assim distribuídas: *das quaaes* (1), *do qual* (1), *do outro* (1), *dos quaaes* (2), *dos outros* (2); *pola qual* (1); *polla qual* (2); *pollo qual* (1).

de + o, os	do (47)	dos (27)
em + a, as	na (5)	-
em + o, os	no (3)	nos (1)
por + a, as	polla (1)	-
Totais >	122	54

Há vários casos em que não se deu a contração das preposições *em*[1] e *per* / *por* com o artigo definido:

	Singular	**Plural**
em a, as	em a (6)	em as (1)
em o, os	ẽ o (1); em o (13)	em os (3)
per / por a, as	per a (1), por a (1)	-
per / por o, os	por o (1)	per os (1); por os (1)

Alguns dos contextos com a preposição *em* são os seguintes: «faz podridõ *em a* casa»; «Façase ergo a sangria *em a* vea destra ou seestra»; «*em a* vea que he açerca do dedo mais pequeno»; «seja sangrado *em a* vea de çephalica»; «tem grãde door *em ha* parte dianteira da cabeça»; «sangrese *em ha* vea meaã»; «ha hy muytas moscas *em ha* terra»; «muytos medicos que *em os* ẽfermos soomẽte esguardã as ourinas superficialmẽte falã»; «corrõpe os spirit*os* vitaes *ẽ ho* homẽ»; «e tãbem he boõ assi *em ho* inuerno»; «e a triaga seja delida *em h*o vaso ou copo em que ha tomares»; «porque *em ho* sõno ha queẽtura intrinseca»; «assy como he *em as* molheres que som prenhes»; «segũdo diz Aristoteles *em os* metauros».

Os contextos com as preposições *per* / *por* são em menor número: «nem andar grãde caminho *por a* grande pigriça do corpo»; «emtõ a peçonha espalha se *per os* mẽbros de toda parte»; «assi emfraqueçe *por o* çujo fedor»; «entre *per a* boca e *por os* narizes».

3.2. Artigos indefinidos

As formas dos artigos indefinidos são as seguintes: *huũ* (13), *hũa* (6) e *huũa* (2). O plural não se encontra representado. Todas as

[1] A contração também não ocorre com alguns pronomes: *em os de mais* (1); *em a qual* (1); *em os quaaes* (2).

formas e ocorrências são antecedidas pelo *h*. As formas *huũ* e *huũa* apresentam vogais geminadas. Quando antecedido da preposição *em*, o artigo não contrai com ela: «quando *em huũ* dia do estio»; «Sangria huũa vez *em huũ* mes se pode bem fazer».

Muitas vezes, o artigo indefinido confunde-se com o numeral cardinal, sobretudo quando antecede adjetivos e substantivos, podendo indicar a indeterminação do que é enunciado ou o número de unidades, que será sempre de uma. Antes de adjetivos, temos: *huũ boõ regimẽto; huũ boõ espaço; huũ pequeno de pero; huũ boõ regimẽto*. Antes de substantivos, temos: *hũa bõa vez* (2); *hũa herua; hũa hora* (2); *hũa sopa; huũ cristel; huũ dia do estio; huũ meo dia; huũ mes; huũ piseo; huũa sponja; huũa vez*. No contexto «hũa ou duas bem limpas», *hũa*, pelo facto de vir acompanhado de *duas*, tem função de numeral.

Em dois casos, o artigo é utilizado em oposição ao pronome *outro*, exercendo a função de pronome indefinido: «*huũ* morre e ho *outro* nom»; *huũ* seer empeçonhentado do *outro*».

Num contexto, o artigo acompanha o pronome indefinido *cada*: «cõtorua os olhos e squeẽta a cabeça de *cada huũ*».

Num outro contexto, antecede o advérbio *pouco*, substantivando-o: «andãdo ou espaçãdo *huũ pouco* antre ho comer e o dormir». *Huũ pouco* significa aqui um pequeno período, uma pequena quantidade de tempo.

3.3. Pronomes

Os **pronomes pessoais** existentes no texto são os seguintes:

Sujeito	**Átonos**	**Tónicos**
eu (4)	me (2)	my (1), cõmigo (1)
tu (1)	te (7), -te (1)	-
-	se (74), -se (8) lhe (1), -lho (1) ho (8), ha (1), as (1)	si (3), sy (3) em ella (1)
nos (1)	nos (1)	-
-	-	delles (2), della (3), dellas (1)

Os pronomes pessoais com função de sujeito que ocorrem no texto são apenas três (*eu, tu, nós*) e têm uma frequência bastante modesta. O seu uso é igual ao do Português Atual.

Os pronomes pessoais átonos, ou clíticos, com função de complemento direto e indireto, merecem especial destaque. Na Língua Portuguesa, a colocação destes pronomes pode ser antes do verbo (próclise), depois (ênclise) e no interior (mesóclise). Entre meados do século XIV e meados do século XVI, a próclise era a ordem mais utilizada (cfr. Martins 2002: 270). Esta característica passou para o Brasil, onde ainda agora perdura. Em Portugal, a partir de meados do século XVI, começa a ser dada preferência à ênclise. No *Regimento*, prevalece a próclise.

Os pronomes com função de complemento direto ou indireto *me, nos* e *lhe* são, em todos os contextos, proclíticos: «Em Mõpilher nõ *me pude* escusar de cõpanhia de gẽte»; «melhor *me pareçe* soo a cousa amargosa que queẽtura»; «Quero algũas cousas da pesteñeça que *nos* ameude *fere*»; «alguũs çirogiaães querẽ que *lhe ponhã* triaga».

O pronome *lho* ocorre uma vez em posição enclítica contraído com a forma verbal: «tome auelaãs, figos passados e aruda e tudo bẽ pisado, *põlho* ẽçima da apostema».

Os pronomes *te* e *se* aparecem em posições proclíticas e posições enclíticas.

O *te* é proclítico em três casos: «E por ysso *te digo* que em toda maneyra *te guardes*»; «A ysto *te respondo* que o homẽ que em tal dia he apeçonhẽtado nõ come mujto»; «a triaga *te he* muyto proueytosa». E enclítico em quatro: «Quãto he ao teu mantijmẽto *digo te* que a triaga te he muyto proueytosa»; «Empero *prometo te* que muyto boõ remedio he fugir»; «*vay te* ao boticayro»; «Da rayz superior e jnferior jũtamẽte proçede quando da jmpressam celestrial *corrõpẽte* ho aar».

No caso do *se*, com 82 ocorrências, a diferença é bastante maior: ocorre 60 vezes como proclítico, quer em orações principais, quer em orações subordinadas, e apenas 22 como enclítico, sempre em orações principais. Os casos com o pronome em posição enclítica, embora pouco numerosos, parecem indiciar que o fenómeno já estava em curso na época em que a obra foi traduzida.

O pronome *se* em posição proclítica ocorre 38 vezes antes do verbo no presente do indicativo. O verbo *dever* acompanhado do pornome é o mais frequente, com sete casos, todos no âmbito da conjugação perifrástica: «como *se deue* homẽ *de guardar* da pestilẽcia»; «e por tãto *se deue* bem *de guardar* a casa»; «per esta mesma causa *se deue de euitar* ho banho de cada dia»; «em tal tempo *se deue de euitar* em quanto for possiuel»; «tal desejo *se deue reuogar* e impedir»; «em a qual ha doẽça ou chaga apareçer *se deue de sangrar e abrir* a vea»; «primeiro *se deue* o homẽ *de afastar* do mal». Com o verbo *fazer* há três ocorrências: «ho mar *se faz* cruel»; «he quando *se fazẽ* mujtas relãpados e trouoadas»; «dos quaaes *se faz* ha grande resoluçã». Os verbos *poder*, *mudar*, *sentir*, *corromper* e *lançar* vêm antecedidos do pronome *se* duas vezes cada um: «Sangria huũa vez em huũ mes *se pode* bem fazer»; «posto que *se nõ pode* cõprar por pequeno preço»; «em huũ dia do estio e do alto veraão *se muda* a manhaã muytas vezes»; «ho regno *se muda*»; «Ergo per estes signaaes *se sente* homẽ apeçonhẽtado»; «quãdo *se* homẽ *sente* ser tocado da peçonha pestilẽçial»; «*se corrõpe* ho aar em substãçia e qualidade»; «dos quaaes *se corrõpẽ* os spiritos vitaes»; «onde *se lançã* verças e caldos podres»; «e estes maaos humores *se lançã* fora». Outros verbos têm apenas uma ocorrência com o pornome *se*: «A morte *se ensanha*»; «ha çidade *se filha* e toma dos jmigos»; «ho sol *se cobre* .s. de nuueẽs»; «e mayormẽte *se veẽ* da parte do meo dia»; «ligeyramẽte *se ẽpeçonhẽtã* os corpos»; «e assy *se geera* ha pestilẽçia»; «mas ajnda tã sobejamẽte *se agraua* ha natureza»; «Aqui *se mouẽ* duas questões»; «se *se apegã*»; «por ho boõ cheyro e aromatico, *se recrea* o coraçõ e o sprito do homẽ»; «ameude *se acreçenta*»; «o homẽ que *se sangra* ou tenha pestenença ou nõ, em nẽhũa maneyra nõ deue de dormir»; os homẽs que *se* muyto *esqueẽtã* cõ grãde trabalho ou grãde yra».

O pronome *se* em posição proclítica ocorre catorze vezes antes do verbo no presente do conjuntivo com valor de imperativo.

O conjuntivo acompanhado do pronome *se* é utilizado quando o autor da obra pretende dar conselhos acerca da forma como se deve agir perante a peste. Os verbos mais frequentes são *evitar* e *tomar*, o primeiro com quatro ocorrências e o segundo com duas: «Itẽ per esta meesma causa *se euite* e esquiue»; «polmes, e potagios *se euitẽ*»; «E quãdo assi for que cõpanhia e ajũtamẽto de pouoo *se euite*»; «Isso mesmo *se euitẽ* todos os fructos»; «nem *se tome* mais da triaga que quãtidade de huũ piseo»; «sempre *se tome* tẽperadamente». Os restantes verbos têm apenas uma ocorrência cada um: «que *se laue* a boca e os olhos e as maãos ameude»; «o sõno natural *se possa* tomar por hũa hora despois de comer»; «E todas estas cousas *se façam* se homẽ nõ dormir»; «que *se sãgre* em o braço esquerdo do fígado»; «em maneira que sempre *se mingue* o sangue per modo cõtrayro»; «que todo ẽfermo *se proueja* de boõ físico»; «porque *se nõ apeçonhẽte* homẽ do aar apeçonhẽtado»; «eu rogo mujto que *se nõ ponha*».

O pronome *se* em posição proclítica ocorre sete vezes antes do verbo no infinitivo e uma vez antes do verbo no condicional. Quatro dos casos com infinitivo ocorrem dentro de orações condicionais: «se alguũ *se agrauar* de apostema ou sentir agrauado, ou *se sentir* apeçonhẽtado»; «He ergo gramde remedio sy *se* alguẽ *sentir* apeçonhẽtado»; «se o ventre naturalmente *se* nom *poder* vazar, toma huũ cristel». Dois em orações relativas: «nõ cõuem dormir em aquelle dia que *se sangrar*»; «qualquer que *se* por este modo *reger* escapara muytos perijgos». E um numa oração temporal: «quãdo *se* alguũ *aleuãtar* logo coma da aruda lauada». O caso em que o verbo se encontra no condicional está integrado numa oração relativa que antecede uma condicional: «a qual cousa nõ *se faria* se o homẽ andar em mouimẽto».

O pronome *se* em posição enclítica ocorre, como já dissemos 22 vezes. Em cinco, o verbo encontra-se no presente do indicativo: «sam cõtagiosas e *apegã se* muy asinha»; «*deue se* homẽ de guardar em tempo da pestilência»; «a peçonha *espalha se* per os mẽbros de toda parte»; «*Começase* huũ boõ regimẽto muyto neçessario»; «*toma se* ergo duas vezes no dia». Em dez, o verbo encontra-se no presente do conjuntivo com função de imperativo: «*abrã se* as que stam pera o norte»; «*Apure se* ergo e *asutileze se* a casa por clara chama ou flama, e *faça se* fogo claro de lenha, e *façase* tãbem cõ fumo de boõas»; «e se estas cousas nõ poder auer *façase* cõ vinagre»; «*Façase* ergo a sangria em a vea destra ou seestra ãte de comer»; «*façase* a sangria de çephalica»; «emtõ *façase* como dito he do braço esquerdo»; «*façase* meezinha em tal maneira»; «*busquẽ se* pera os ricos muyto bõas salsas»; «*Fechẽ se* ergo as frestas ou genelas»; «*sangre se* em ho meo daquelle braço da vea meaã»; «*sangre se* em o pee daquelle mesmo lado»; «*sangrese* em ha vea meaã daquelle meesmo braço». Há apenas dois casos com o verbo no infinitivo: «como se deue homẽ de guardar da pestilẽcia e *preseruar se* della; «primeiro se deue o homẽ de afastar do mal e *inclinar se* ao bẽ».

No que diz respeito ao pronome pessoal átono *o, a, os, as*, predominam os contextos de posição proclítica. Existem oito casos em posição proclítica com os verbos em diferentes tempos e modos: «se ho senhor Deus todo poderoso *ho* nõ *quitar* e estoruar»; «nõ conheçẽ taes febres serẽ pestilẽçiaes, nẽ *ho creẽ*»; «e assi *ho deuẽ de fazer* os seruidores dos enfermos»; «e sempre *ho punha* nos narizes e na boca»; «squeẽta a cabeça de cada huũ que *ho* ameude *come*»; «cousas que escuse o sõno e *ho euite* quanto poder»; «seja delida em ho vaso ou copo em que *ha tomares*»; «estam as agoas çujas por dous e tres dias e *as lançã* por canos e regos soterranhos». Há apenas dois casos em posição enclítica, estes com o verbo no imperativo: «*mistura ho* cõ leyte de molher e *da ho* a beber aquelle que teuer apostema».

Analisando os exemplos acima transcritos com os pronomes átonos, detetamos o seguinte padrão: quando o verbo está no presente do conjuntivo com a função de imperativo, o autor utiliza ora a próclise (14 vezes), ora a ênclise (10 vezes). No entanto, se a oração é negativa, o autor utiliza a próclise, como nestes exemplos: «porque *se nõ apeçonhẽte* homẽ do aar apeçonhẽtado»; «eu rogo mujto que *se nõ ponha*»; «*nem se tome* mais da triaga que quãtidade de huũ piseo».

Em todo o texto, há apenas cinco formas verbais contraídas com pronomes pessoais clíticos, três com *se*, uma com *te* e outra com *lho*: *começase* (1), *sangrese* (1), *façase* (6), *corrõpẽte* (1) e *põlho* (1). Face ao que ocorre com obras da mesma época, é um número bastante reduzido. Isto talvez se deva ao facto de a obra ser de pequena extensão.

A distribuição da próclise e da ênclise em todo o texto é a seguinte:

	Ocorrências	**Percentagem**
Próclise	79	75,24%
Ênclise	26	24,76%
Totais	105	100%

Estes dados diferem ligeiramente dos apresentados por Ana Maria Martins (2002: 270) para a época em que se insere o *Regimento*. Para o período de 1450-99, Ana Maria Martins apresenta uma percentagem de incidência de 92,7% no que diz respeito à próclise e 7,3 no que diz respeito à ênclise. Os dados do *Regimento* estão, curiosamente, mais próximos dos apresentados para o período anterior (1400-49): Próclise 78,9% e ênclise 21,1%. Esta coincidência faz pensar que a tradução da obra para a Língua Portuguesa poderia ter sido feita, não na véspera da sua impressão, por volta de 1495, mas antes de 1450, aliás como sucedeu com outras obras impressas no século XV, que primeiro correram em letra manuscrita, como o *Sacramental*[1] e a *Vita Christi*. Frei Luís de Rás poderia ter feito a tradução em meados do século XV e não no final. Tanto mais que em 1501, a crer em Diogo Barbosa Machado, ele era já um homem idoso.

Os pronomes *mi* e *si* vêm sempre antecedidos de preposições, que introduzem complementos circunstanciais. O pronome *mi*

[1] Do *Sacramental* conhece-se o testemunho do *Inventário de Sta. Maria da Ínsua* (Caminha), da autoria do franciscano Fr. João da Póvoa, que se encontra no Arquivo Distrital de Braga e que refere a existência naquela instituição religiosa em 1474 de um manuscrito do *Sacramental* de Valdeiras em Língua Portuguesa.

ocorre apenas uma vez antecedido da preposição *por*: «Estas cousas *per my* mesmo prouey». O pronome *si* ocorre seis vezes, duas antecedido da preposição *de*, três da preposição *em* e uma sem preposição: «taaes deuẽ de euitar e *de sy* esquiuar as causas de tal podridõ»; «pode muyto bem euitar e *de sy* lançar andãdo»; «o vẽto do sul teem *em si* duas causas de apodrentar»; «o homẽ estando em o sõno traz *em si* muytos vapores»; «que soruesse *em si* toda a triaga»; «nõ sinte *sy* ser ferida nẽ emferma». Neste último caso, subentende-se a prepoção *em*. O *sy* é a tradução do pronome latino *suam* que está presente no mesmo contexto.

O pronome *comigo*, que tem a função de complemento circunstancial de companhia, tem apenas uma ocorrência: «e emtã leuaua *cõmigo* huũa sponja ou pação ẽssopado em vinagre».

O pronome *ela* ocorre apenas uma vez antecedido da preposição *em* que introduz um complemento circunstancial de lugar: «por tãto se deue bem de guardar a casa, porque nõ ẽtre *em ella* ho aar peçonhẽtado».

O pronome *dele* (contração da preposição *de* + *ele*) introduz complementos determinativos: «em special donde ha hi corpos mortos e podres, e tãbem donde ha hi podridõ de agoas e fedor *dellas*»; «porque podera ser que alguũ *delles* sera apeçonhẽtado ou ferido»; «quãdo visitã os enfermos deuem de star afastados *delles*»; «como se deue homẽ de guardar da pestilẽcia e preseruar se *della*».

Há duas ocorrências do pronome *della* com a função de pronome possessivo, em substituição de *sua*: «Dos signaes pronosticos da pestilẽçia. Segũdo das causas *della*. Terçeyro, dos remedios *della*». Estas ocorrências furtam-se à justificação dada pelas gramáticas, que dizem que o seu emprego serve para evitar a ambiguidade[1]. De facto, se substituirmos o pronome *della* por *suas* e *seus*, verificamos que não há qualquer ambiguidade. Em finais do século XV, a língua começava a substituir os pronomes possessivos *seu, sua, seus, suas* por *dele, dela, deles, delas*, fenómeno que se prolongará até à atualidade. Os pronomes possessivos da terceira pessoa são utilizados, hoje em dia, sobretudo em contextos de

[1] *Vide*, v.b., a *Nova Gramática do Português Contemporâneo*, p. 322.

deferência e respeito sociais em substituição da segunda pessoa do singular (Ex.: «Sr.ª Professora, dê-me o *seu* email.»), e as formas contraídas em quase todos os contextos que exigem a terceira pessoa: (Ex.: «Este carro é *dele*» em vez de «Este carro é *seu*»).

Os **pronomes possessivos** existentes no texto são *meos* (1), *minha* (1), *teu* (1), *nosso* (2), *seus* (3), *sua* (4) e *suas* (1). Todos são pronomes adjuntos de um substantivo. As formas *meos*, *minha*, *teu* e *nosso* vêm acompanhadas do artigo definido: «e assi escapey de tal pestilẽcia, que *os meos* cõpanheiros nõ podiã creer que eu podesse viuer e escapar»; «andaua de casa em casa curãdo ẽfermos por causa *da minha* pobreza»; «Quãto he *ao teu* mantijmẽto digo te que a triaga te he muyto proueytosa»; «suba huũ boõ espaço sobre o *nosso* orizonte». As formas *seus*, *sua* e *suas*, excepto num caso, não são antecedidas do artigo: «ha de cõfessar *seus* pecados humildosamẽte»; «querẽ encher *seus* vẽtres que abreuiã *seus* dias e tẽpos *da sua* fim e minguã *sua* vida»; «possa a triaga em o corpo fazer *sua* operaçam»; «e da bẽta virgẽ Maria *sua* madre seja gloria e louuor»; «por cõseruaçã de *suas* saudes».

A forma *meos* (*meus*), pouco comum em textos de finais do século XV, talvez se deva à confusão com a forma latina homóloga do acusativo do plural.[1]

Os **pronomes demonstrativos** existentes no texto são os seguintes:

Masculino	Feminino	Invariáveis
este (1); estes (3); estos (1)	esta (8); estas (14); destas (1)	esto (2); isto (1); jsto (2); ysto (6)
-	-	isso (2); jsso (1); ysso (10)

[1] A forma ocorre uma vez no *Horto do Esposo*: «E eu lii ẽ elle todos *meos* peccados»; e quatro vezes no *Livro* das *Histórias da Bíblia*: «E porque furtaste os *meos* deosses»; «Aja eu a graça dos *meos* deoses»; «veo huũ a que divia pera me tomar dous *meos* filhos por servos»; «eu esperava que a multidam dos *meos* annos emsinasem a sabedoria».

aquelle (6); aquelles (1); daquelle (7); naquelle (1)	aquella (1); daquella (2); naquella (1)	-
aqueloutro (3)	daqueloutra (2)	-
meesmo (8); mesmo (8)	meesma (2); mesma (2)	-
taaes (1); tal (9)	taaes (4); taes (3); tal (10)	-
os (1)	as (1)	-

O pronome variável *este* ocorre duas vezes como pronome *absoluto* ou substituto (também designado como pronome substantivo): «em tal casa como *esta* morrẽ os homẽs mais azinha»; «As cousas canfortatiuas sam *estas* .s. açafram, cassiafistola, chãtagẽ». Como pronome adjunto ou determinante (também designado como pronome adjetivo), ocorre 26 vezes, sendo que em treze compõe a expressão *estas cousas*. Transcrevemos alguns dos contextos: «qualquer que se por *este* modo reger escapara muytos perijgos»; «Quãdo ergo *estes* signaes apareçerẽ, he pera temer grãde pestilẽcia»; «e *estes* maaos humores se lançã fora»; «Ergo per *estes* signaaes se sente homẽ apeçonhẽtado»; «e tãbẽ *esta* causa he as vezes particular»; «e per *esta* mesma *causa* euitaras e esquiuaras todo ho fedor»; «quer pareçer que say *destas* cousas assy pisadas augoa ou çumo»; «*Estas* cousas sam assy ditas das causas da pestilençia»; «Eu çertamente todos *estos* remedios prouey».

O pronome invariável *esto* / *isto* ocorre onze vezes, sempre como pronome *absoluto*: «e *esto* acõteçe muytas vezes onde ha lugares podres e corruptos»; digo que *esto* pode aqueçer por duas causas»; «e emtã se *isto* mujto durar he pera temer de vijr grande pestilençia»; «e as vezes apostema e *jsto* em os de mais»; «e *jsto* porque apareçẽ bõas ourinas e boõas augoas»; «E *ysto* nõ poder auer»; «e *ysto* seja mayormẽte em tẽpo de neuoeiro e chuuoso»; «em toda maneyra tal como este euite o sõno e *ysto* em andãdo»; «A *ysto* digo breuemẽte»; «A *ysto* te respondo que o homẽ que em tal dia he apeçonhẽtado nõ come mujto»; «e *ysto* cõ o estamago gejuũ».

Sublinhamos a alternância vocálica já referida anteriormente de *esto* / *isto*. A forma *estos* é anormal, podendo ser devida a gralha do impressor, ou, menos provável, a uma analogia com a forma invariável *esto*.

O pronome *esse* ocorre apenas na sua forma invariável *isso*. Em mais de metade das suas ocorrências (8), vem acompanhado do pronome *mesmo*, como veremos mais à frente. Noutras ocorrências, surge quatro vezes antecedido da preposição *por*, originando a locução conclusiva *por isso*, com o significado de *por esse motivo*, *por por conseguinte, consequentemente*: «e *por isso* diz ho verso poetico falãdo do apareçimẽto da cometa»; «e *por ysso* quãto for possiuel taaes deuẽ de euitar»; «E *por ysso* te digo que em toda maneyra te guardes que nõ reçebas do baffo de outrẽ»; «e *por ysso* nõ pareçe se[r] neçessario mas antes jnpidoso». Surge também uma vez como pronome absoluto: «ho aar apeçonhẽtado he humido e faz podridõ em a casa ou em lugar onde dormẽ, e *ysso* naturalmente».

O pronome *aquele* ocorre apenas nas suas formas variáveis. Como pronome absoluto, antecede duas orações relativas iniciadas por *que*: «diz Auiçena em o quarto do canone, que *aquelles que* sempre querẽ encher seus vẽtres que abreuiã seus dias»; «da ho a beber *aquelle que* teuer apostema». Como pronome adjunto, vem seguido em oito contextos do pronome *mesmo*: «logo *naquelle meesmo* dia mingue ho sangue»; «sangrese em ha vea meaã *daquelle meesmo* braço»; «sangre se em o pee *daquelle mesmo* lado açerca do calcanhar»; «seja sangrado em a vea de çephalica açerca do dedo polegar em a maão *daquelle meesmo* lado, ou na meaã *daquelle meesmo* braço, ou na maão *daquelle meesmo* lado açerca do dedo menor»; «façase a sangria de çephalica *daquelle meesmo* lado»; «e sempre *naquella meesma* parte do corpo». Em seis casos, antecede imediatamente um substantivo: «nõ cõuem dormir em *aquelle* dia que se sangrar e abrir a vea»; «emtõ toma *aquelle* çumo e mistura ho cõ leyte de molher»; «sangre se em ho meo *daquelle* braço da vea meaã»; «e *daquella* villa morrẽ homẽs»; «e *daquella* casa morrẽ e daqueloutra nõ»; «quando *aquella* jnfluençia sobre celestial mays dereytamente fere».

Aquele contrapõe-se em cinco contextos ao pronome *aqueloutro*, indicando alguma coisa menos afastada do que a referida *a posteriori*: «mays dereytamente fere e sguarda *aquelle* ou *aqueloutro*, que *aquelle* ou *aqueloutro* lugar ou homẽ»; «*aquelle* he mays desposto aa morte que *aqueloutro*»; «*daquella* villa morrẽ homẽs e *daqueloutra* nõ, e *daquella* casa morrẽ e *daqueloutra* nõ».

O pronome *mesmo* vem sempre antecedido de outro pronome. Excepto num caso, em que é antecedido de um pronome pessoal – «Estas cousas per *my mesmo* prouey» – o antecede é um pronome demonstrativo. Em oito casos, é antecedido do pronome invariável *isso*: «e *ysso meesmo* he muyto boõ ameude lauar as maãos cõ augoa e vinagre»; «E *ysso meesmo* deues de comer boõ manjar»; «As vezes *jsso mesmo* veẽ de corpos mortos»; «*ysso mesmo* o alho posto»; «*Isso mesmo* se euitẽ todos os fructos»; «*ysso mesmo* tem grãde door em ha parte dianteira da cabeça»; «E *ysso mesmo* por que a apostema mais çedo e milhor seja madura»; «e *ysso mesmo* toma chãtagem e siligẽ». Em seis casos, é antecedido, como já foi referido atrás, do pronome *aquele*. Em três casos, é antecedido do pornome *este*: «Itẽ per *esta meesma* causa se euite e esquiue»; «e per *esta mesma* causa euitaras e esquiuaras todo ho fedor»; «Item per *esta mesma* causa se deue de euitar ho banho de cada dia». O uso do pronome *mesmo* nestes contextos reforça o valor deítico do pronome demonstrativo anterior, significando *exatamente este*, *exatamente aquele*. Com o pronome pessoal *mim*, tem um valor de identidade redundante do sujeito falante, significando *mim próprio*.

O pronome *tal* tem, na maioria dos contextos, a função de pronome adjunto ou determinante, vindo imediatamente antes de um substantivo. «Segũdo sinal he quando ẽ *tal* estio muytas vezes escureçẽ»; «e *tal* morbo ou jnfirmidade as vezes he febre»; «E por tãto digo que a *tal* doẽte de pestilençia he boõ por alguũs dias mudar a camera»; «e da qui veẽ que em *tal* ca[u]sa como esta morrẽ os homẽs mais azinha»; «E *tal* fumo entre per a boca e por os narizes»; «toda multidom de pouoo e comunidade em *tal* tempo se deue de euitar em quanto for possiuel»; «e *tal* salsa he muyto boõa e destruye e quita ou tira toda podridom»; «escassamẽte pode nẽhũa herua *tal* peçonha reuogar»; «se alguũ teuer desejo de dormir, que *tal* desejo se deue reuogar e impedir»; «o homẽ que em *tal* dia he apeçonhẽtado nõ come mujto»; «porque *tal* apostema lança o mal de fora e faz o homẽ ser muyto saão»; «Se *taaes* jnfirmidades pestilẽçiaes sam cõtagiosas .s. se se apegã»; «digo que *taaes* infirmidades pestilençiaaes sam cõtagiosas e apegã se muy asinha»; «onde se lançã verças e caldos podres que sobejã em *taaes* casas»; «porque *taes* vẽtosidades sam muyto çujas e muyto velhacas»; «porque nõ conheçẽ *taes* febres serẽ pestilẽçiaes»; «em os quaaes *taes* agoas çujas causam grãdes fedores». Num contexto apenas, o pronome é posposto ao substantivo: «as cousas azedas e os cheyros *taaes* opilam e çarrã os poros». Como pronome absoluto, com a significação de *aquele* ou *aquilo* que é referido anteriormente, ocorre duas vezes: «quãto for possiuel *taaes* deuẽ de euitar e de sy esquiuar as causas de *tal* podridõ»; «e de *tal* diz Auicena no quarto liuro». Este pronome serve nalguns contextos para construir orações subordinadas consecutivas e comparativas. Nas consecutivas, é seguido da conjunção *que*: «por serẽ assi podres causam *tal* fedor e doẽça *que* muyto empece»; «e assi escapey de *tal* pestilẽcia, *que* os meos cõpanheiros nõ podiã creer que eu podesse viuer e escapar». Nas comparativas, forma a locução conjuncional *tal como* com a significação de *assim como*: «em toda maneyra *tal como* este euite o sõno e ysto em andado»; «Posto que *tal como* este nõ pode andar ẽ cauallo ou besta».

O pronome demonstrativo *o, a, os, as*, tem apenas duas ocorrências, ambas precedendo o pronome relativo *que*: «abrã se *as que* stam pera o norte»; «e *os que* vaã ameude aos banhos».

Os **pronomes indefinidos** existentes no texto são os seguintes:

Masculino	Feminino	Invariáveis
alguũ (12); alguũs (2)	algũas (2)	alguẽ (1)
todo (10); todos (3)	toda (8); todas (5); todalas (1)	tudo (4)
outro (4); outros (4)	outra (2); outras (1);	outrẽ (1)

nẽhuũ (1)	nẽhũa (2)	
muyto (5); mujtos (1); muytos (8)	mujtas (1); muytas (8)	nẽguẽ (1)
os demais (1)	-	cada (3), cada huũ (1)
dãbos (1)	-	
qualquer (2)	-	

O pronome *algum* funciona, na maioria das ocorrências, como pronome absoluto, referindo-se a um sujeito humano: «podera ser que *alguũ* delles sera apeçonhẽtado ou ferido»; «de manhaã quãdo se *alguũ* aleuãtar logo coma da aruda»; «ou em *alguũ* muyto fraco .s. em *alguũ* que teẽ corrença ou fluxu do ventre»; «e se *alguũ* se agrauar de apostema»; «Mas dira *alguũ*, se o homẽ deue de euitar ho sono»; «se *alguũ* teuer desejo de dormir»; «mas se *alguũ* nõ quiser creer, spere per huũ meo dia»; «quãdo *alguũ* teuesse tal apostema que soruesse em si toda a triaga». Nos restantes casos, funciona como pronome adjunto. Em cinco casos, refere-se a objetos ou ações: «de *alguũ fedor* particular de alguũ cãno çujo se corrõpe ho aar»; «tal desejo se deue reuogar e impedir per *alguũ andar* em jardijs ou em campos»; «Quero *algũas cousas* da pestenẽça que nos ameude fere»; «em *algũas casas* estam as agoas çujas por dous e tres dias; «a tal doẽte de pestilençia he boõ por *alguũs dias* mudar a camera». Num caso, refere-se a um sujeito humano: «*alguũs* çirogiaães querẽ que lhe ponhã triaga».

O pronome *alguém* ocorre apenas uma vez e tem a função de pronome absoluto: «He ergo gramde remedio sy se *alguẽ* sentir apeçonhẽtado». O mesmo sucede com o seu oposto *ninguém*: «que *nẽguẽ* nõ tema morte». Este vem reforçado com o advérbio *não*.

O pronome *alguém* merece um comentário especial: originário, segundo alguns, da forma latina *aliquem*, a sua frequência na Língua Portuguesa até finais do século XV é escassa. Fernão Lopes utiliza-o 22 vezes em todas as suas crónicas; D. Duarte dezoito vezes; Zurara quatro vezes em quatro das suas crónicas[1]; o tradutor do *Livro das Confissões* nunca o utiliza e

[1] *Crónica da Tomada de Ceuta, Crónica da Guiné, Crónica do Conde D. Pedro de Meneses* e *Crónica do Conde D. Duarte de Meneses.*

o do *Sacramental* também não. A explicação para a sua pouca frequência pode dever-se ao facto de, nas construções com o sujeito indeterminado, ser dada preferência ao substantivo *homem*.

O pronome *nenhum*, oposto de *algum*, ocorre três vezes. No masculino do singular, refere-se a um ser humano e tem a função de pronome absoluto: «em o tẽpo pestilençial *nẽhuũ* nõ deue de star em ajũtamento do pouoo». No feminino do singular, funciona como determinante: «em *nẽhũa* maneyra *nõ* deue de dormir per todo o dia atee mea noyte»; «escassamẽte pode *nẽhũa* herua tal peçonha reuogar». Este pronome pode vir acompanhado do advérbio *não*, originando aquilo a que na gramática tradicional se dá o nome de *dupla negação*.[1]

O autor da tradução, num número significativo de contextos, em vez de utilizar os pronomes *algum* e *alguém* com valor absoluto para se referir a um sujeito indeterminado, serve-se da antiga construção com a palavra *homem*, daqui se concluindo que este uso estava ainda bastante enraizado na Língua Portuguesa do século XV. Transcrevemos alguns dos contextos: «deue *homẽ* de fugir dos aares peçonhẽtos»; «como se deue *homẽ* de guardar da pestilẽcia»; «deue se *homẽ* de guardar em tempo da pestilencia»; «que *homẽ* primeiramẽte ha de cõfessar seus pecados humildosamẽte»; «porque se nõ apeçonhẽte *homẽ* do aar apeçonhẽtado»; «emtam huse *homẽ* dos remedios abayxo scriptas»; «Os olhos do aar empeçonhẽtado logo escureçẽ se estas cousas nõ trouuer *homẽ* em ha maão»; «diz Auiçena que se *homẽ* quiser dormir ha de beber hũa bõa vez de vinho ou çerueja ante de dormir»; «Mas diras tu, como sintira *homẽ* que esta apeçonhẽtado e ferido da pestilẽçia.»; «Ergo per estes signaaes se sente *homẽ* apeçonhẽtado»; «quãdo se *homẽ* sente ser tocado da peçonha pestilẽçial»; «e se *homẽ* nõ quiser cortar muytas veas jũtamẽte, emtam leyxe yr a vea aberta ou ferida atee o retardamẽto do sangue»; «todas estas cousas se façam se *homẽ* nõ dormir antes que conheça que tem apostema».

O pronome *os de mais*, com o significado de *os outros*, *os restantes*, ocorre apenas uma vez: «e as vezes apostema e jsto em *os de mais*».

---

[1] Acerca deste fenómeno, *vid.* Ana Maria Martins, 2002: 271-282.

O pronome *ambos* ocorre também uma vez, precedido da preposição *de*, com que contrai, e seguido da mesma preposição, numa construção sintática pouco comum: «e as vezes veẽ *dãbos de* dous .s. da rayz sup*er*ior e da rayz jnferior jũtamẽte».

O pronome *qualquer* ocorre duas vezes em posição de sujeito: «mas *qualquer* cõ muyto prazer e alegria sempre espere de muyto viuer»; «e *qualquer* que se por este modo reger escapara muytos perijgos».

O pronome *outrẽ* (do latim *alteri*, com o significado de *para outro*) ocorre uma vez antecedido da preposição *de*, formando um complemento determinativo: «E por ysso te digo que em toda maneyra te guardes que nõ reçebas do baffo de *outrẽ*».

O pronome *cada* (3), que é utilizado para designar um ou vários elementos que fazem parte de um conjunto, vem sempre acompanhado da palavra *dia*, fazendo parte de um complemento circunstancial de tempo: «pode acõteçer *cada dia*»; «Muyto saã cousa he que se laue a boca e os olhos e as maãos ameude *cada dia*»; ou de um complemento determinativo: «Item per esta mesma causa se deue de euitar ho banho de *cada dia*».

O pronome *cada huũ* (1) é utilizado na ausência do substantivo e integra um complemento determinativo: «empero cõtorua os olhos e squeẽta a cabeça de *cada huũ* que ho ameude come».

Os **pronomes relativos** existentes no texto são: *o qual* (4), *a qual* (5), *as quaaes* (4), *os quaaes* (4), *onde* (5), *donde* (2) e *que* (51).

O pronome relativo *o qual* / *a qual* vem antecedido quatro vezes da preposição *por* (contraída com o artigo definido): «*pola qual cousa* boõ he ao saão»; «*polla qual causa* grãde remedio he»; «*polla qual cousa* deue se homẽ de guardar»; «*pollo qual* deues de notar que segũdo diz o grãde medico». Nos restantes casos, as configurações são variáveis: «*a qual cousa* nõ se faria se o homẽ andar em mouimẽto»; «*por razã do qual* os medicos prudẽtes»; «*o qual* naturalmẽte apeçonhẽta»; «*em a qual* ha doẽça ou chaga apareçer»; «*sem o qual* nõ ha hy saude». Em quatro das ocorrências, o pronome é seguido do substantivo *cousa*, originando as expressões *pela qual cousa* e *a qual cousa*, tendo uma função deítica, uma vez que se refere a um antecedente próximo.

Os pronomes relativos *os quaaes / as quaaes* referem-se a uma antecendete imediatamente anterior: «a sancta penitencia e a cõfissam *as quaaes* preçedẽ e sam muyto melhores que todas as mezinhas»; «fumo de boõas heruas aqui scriptas .s. baga de louro, junipero, vberiorgano, *as quaaes* acharas aos apotecayros»; «tomaras pirolas pestilẽçiaaes *as quaaes* acharas aos apotecayros». Em mais de metade dos casos, vêm antecedidos da preposição *de* ou *em*: «por virtude dos corpos de çima dos çeos, *dos quaaes* se corrõpẽ os spiritos vitaes»; «E por tãto *dos quaaes* se faz ha grande resoluçã»; «e daly proçedẽ febres pestilẽçiaes, açerca *das quaaes* muytos medicos sã emganados»; «assi dos outros lugares *em os quaaes* apareçer a apostema»; «as lançã por canos e regos soterranhos, *em os quaaes* taes agoas çujas causam grãdes fedores».

O pronome *onde*, também conhecido como advérbio relativo, significa *o lugar em que* e *no qual*. Em três contextos, refere-se a um lugar ou lugares concretos, especificando situações locativas extáticas: «esto acõteçe muytas vezes *onde* ha lugares podres e corruptos»; «mesmo *onde* se lançã verças e caldos podres»; «faz podridõ em a casa ou em lugar *onde* dormẽ». Em dois contextos, é seguido de um advérbio de modo, referindo-se a lugares indeterminados e que dependem apenas do discurso: «*onde* finalmẽte digo que toda multidom de pouoo e comunidade em tal tempo se deue de euitar»; «e estas cousas prestã pera antre pouoo *onde* ligeyramente se acõteçe huũ seer empeçonhentado do outro».

O pronome donde (*de* + *onde*), com o significado *de qual lugar*, indica origem, precedência: «e em special *donde* ha hi corpos mortos e podres, e tãbem *donde* ha hi podridõ de agoas e fedor dellas».

O pronome *que* não difere do uso atual, como se constata através dos seguintes exemplos: «Quero algũas cousas da pestenẽça *que* nos ameude fere»; «da priuada *que* esta açerca da camera ou de alguũ fedor particular de alguũ cãno çujo se corrõpe ho aar em substãçia e qualidade»; «os corpos peçonhẽtos *que* tem os poros opilados»; «e os *que* vaã ameude aos banhos, e os homẽs *que* se muyto esqueẽtã cõ grãde trabalho ou grãde yra»; «dos corpos apeçonhẽtados procedem humores e fumos peçonhẽtos *que* corrompẽ ho aar»; «abrã se as *que* stam pera o norte»; «onde se lançã verças e caldos podres *que* sobejã em taaes casas»; «com lenho de aloes *que* he melhor de tudo».

3.4. Verbos

Os verbos mais frequentes no texto do *Regimento* são os seguintes:

verbo	form. dif.	ocorr.	verbo	form. dif.	ocorr.
ser	13	87	haver	3	11
fazer	9	22	dormir	2	11
dizer	7	21	andar	4	10
poder	8	19	vir	2	10
dever	4	18	parecer	7	9
ter	8	17	querer	5	9
estar	8	15	ferir	4	9
tomar	7	15	aparecer	4	9
apeçonhentar	4	14	lançar	4	8
evitar	4	12	pôr	7	7
comer	3	12	abrir	5	7
sentir	5	11	sangrar	4	7

Pela grelha apresentada, podemos constatar que o verbo *ser* tem o maior número de formas diferentes e de ocorrências. Este número elevado não resulta, como se poderia pensar à primeira vista, de o mesmo operar como verbo auxiliar.

Os verbos *fazer*, *dizer*, *poder*, *dever* e *ter* surgem em seguida, mas com uma frequência bastante mais reduzida.

Verbos como *tomar*, *apeçonhentar*, *evitar*, *comer*, *sentir*, *dormir*, *ferir*, *lançar*, *abrir* e *sangrar* estão diretamente relacionados com a temática central do texto, ou seja, a peste e as formas de a evitar e tratar.

Os tempos, os modos e as formas nominais dos tempos simples[1] da voz ativa encontram-se assim distribuídos:

Tempos, modos e formas nominais	form. dif.	percent.	ocorr.	percent.
Presente do indicativo	121	35,07%	273	42,99%
Infinitivo pessoal / impessoal	61	17,68%	114	17,95%
Presente do conjuntivo	50	14,49%	78	12,28%
Particípio passado	51	14,78%	71	11,18%
Futuro do conjuntivo	17	4,93%	44	6,93%
Futuro imperfeito	16	4,64%	22	3,46%
Imperativo	9	2,61%	10	1,57%
Gerúndio	8	2,32%	10	1,57%
Pretérito imperfeito do indicativo	5	1,45%	5	0,79%
Pretérito imperfeito do conjuntivo	3	0,87%	3	0,47%
Pretérito perfeito	3	0,87%	4	0,63%
Condicional	1	0,29%	1	0,16%
Totais	345	100%	635	100%

Podemos constatar que o presente do indicativo é, quer nas formas diferentes, quer no número de ocorrências, o tempo mais frequente no *Regimento*, seguido depois pelo infinitivo e pelo presente do conjuntivo. O pretérito mais-que-perfeito é o único a não estar representado.

A distribuição dos tempos do indicativo e do conjuntivo é a seguinte:

Tempos	Indicativo		Conjuntivo	
	form. dif.	ocorr.	form. dif.	ocorr.
Presente	121	273	50	78
Pretérito imperfeito	5	5	3	3
Pretérito perfeito	3	4	-	-
Futuro	16	22	17	44
Totais	144	304	71	125

Nota-se uma predominância do modo indicativo e, dentro deste, sobressai o presente com mais de metade das ocorrências,

[1] A obra contém apenas um caso de tempo composto com o verbo auxilar *ter*: «muytas vezes *teer* as frestas pera ho norte ou pera o leuante *abertas*».

seguido do futuro imperfeito. No modo conjuntivo, a frequência é exatamente metade em relação ao indicativo no número de formas diferentes, e um pouco menos de metade no número de ocorrências.

Quanto à distribuição do número e da pessoa, os valores são os seguintes:

Pessoa e número	**form. dif.**	**percent.**	**ocorr.**	**percent.**
1ª pessoa do singular	13	5,70%	21	4,76%
2ª pessoa do singular	24	10,53%	33	7,48%
3ª pessoa do singular	123	53,95%	296	67,12%
1ª pessoa do plural	2	0,88%	2	0,45%
2ª pessoa do plural	-	-	-	-
3ª pessoa do plural	66	28,95%	89	20,18%
Totais	228	100%	441	100%

A terceira pessoa do singular tem uma frequência de mais de 50%, quer a nível das ocorrências, quer a nível das formas diferentes. A seguir vem a terceira pessoa do plural. Estes valores são considerados normais para um texto em Língua Portuguesa, uma vez que o discurso, de uma maneira geral, privilegia a terceira pessoa.

As frequências das várias conjugações distribuem-se do seguinte modo:

Conjugações	**form. dif.**	**percent.**	**ocorr.**	**percent.**
1ª conjugação: em *-ar*	172	49,86%	237	37,32%
2ª conjugação: em *-er*	135	39,13%	325	51,18%
3ª conjugação: em *-ir*	38	11,01%	73	11,50%
Totais	345	100%	635	100%

Notamos que nas formas diferentes abundam mais os verbos da primeira conjugação, seguidos dos verbos da segunda. Nas ocorrências, abundam mais os da segunda conjugação vindo em seguida os da primeira. Isto deve-se ao facto de estarem incluídos na segunda conjugação os verbos *ser, fazer, haver, ter, dever, dizer*, *poder* e *querer,* que contemplam, só por si, 204 das 635 ocorrências.

Imperativo

Como já referimos, o imperativo é expresso no texto de duas maneiras: através do modo imperativo propriamente dito e através do presente do conjuntivo.

No modo imperativo, surgem nove formas, todas da segunda pessoa do singular: *da* (1), *faze* (1), *guarte* (1), *mistura* (1), *põlho* (1), *poõe* (1), *pisa* (1), *toma* (2) e *vay* (1).

No modo conjuntivo, ocorrem 31 formas da terceira pessoa do singular: *alimpe* (1), *apeçonhẽte* (1), *apure* (1), *asutileze* (1), *coma* (2), *conheça* (1), *cõsinta* (1), *entre* (1), *escuse* (1), *espere* (1), *esquiue* (1), *este* (4), *ẽtre* (1), *euite* (4), *faça* (1), *façase* (6), *huse* (1), *jndirãçe* (1), *laue* (1), *leyxe* (1), *ponha* (1), *proueja* (1), *sangre* (3), *sangrese* (1), *saya* (2), *seja* (7), *spere* (1), *suba* (1), *tema* (2) e *tome* (3). Ocorrem doze formas da terceira pessoa do plural: *fechẽ* (1), *abrã* (1), *sejam* (1), *euitẽ* (2), *busquẽ* (1), *cõtentẽ* (1), *tomẽ* (1), *misturẽ* (1), *destruã* (1), *façam* (1), *ponhã* (1) e *abastẽ* (1). E duas da segunda pessoa do singular: *guardes* (1) e *recebas* (1).

Particípio passado

As formas do particípio passado distribuem-se no texto do *Regimento* do seguinte modo:

particípios	form. dif.	percent.	ocorr.	percent.
da 1ª conjugação (*-ado*)	31	60,78%	43	60,56%
da 2ª conjugação (*-ido*)	2	3,92%	2	2,82%
da 3ª conjugação (*-ido*)	5	9,80%	8	11,27%
irregulares (*-so, -to*)	13	25,49%	18	25,35%
Totais	51	100%	71	100%

Ao contrário de outras obras da época, não ocorrem no *Regimento* casos do particípio passado terminados em *-udo*.[1] Isto

[1] Apresentamos as formas em *-udo* que ocorrem nalgumas das obras impressas em finais do século XV: *Sacramental*: cõteudas (1); deteuda (1); mamteudo (1); teudo

poderá dever-se ao facto de os particípios da segunda e terceira conjugações utilizados pelo tradutor pertencerem a verbos mantiveram as terminações em *-ido*. As formas regulares da segunda e terceira conjugações presentes na obra são as seguintes: *ferida* (3), *ferido* (2), *espargida* (1), *delida* (1), *cozidos* (1), *menuido* (1) e *rompida* (1).

As formas irregulares são: *aceso* (1), *aberta* (2), *abertas* (1), *desposto* (1), *despostos* (1), *dispostos* (1), *ditas* (1), *dicto* (1) / *dito* (3), *feyto* (2), *posto* (1), *scriptas* (2) e *vistas* (1).

Voz passiva

A voz passiva tem uma presença bastante discreta no texto. Há 21 casos com o verbo auxiliar *ser* e quatro com o verbo auxiliar *estar*.

No presente do indicativo, ocorrem dez casos: «E se for em o espinhaço mingua sobre a vea que *he chamada* a pedica grade»; «o homẽ que em tal dia *he apeçonhẽtado* nõ come mujto»; «esperta a peçonha segundo *dicto he*»; «Fechẽ se ergo as frestas ou genelas como *dito he*»; «e em outra nõ como *dito he*»; «emtõ façase como *dito he* do braço esquerdo»; «e lygeyramẽte *sam ẽganados*»; «muytos medicos *sã emganados*»; «*sam* mais asinha *ẽpeçonhẽtados*»; «Estas cousas *sam* assy *ditas* das causas da pestilençia». No presente do conjuntivo, há cinco casos: «E tãbem a casa *seja aguada*»; «e a triaga *seja delida* em ho vaso»; «E se a apostema for em o pescoço, *seja sangrado* em a vea»; «porque a apostema mais çedo e milhor seja madura e *seja rompida* façase meezinha»; «pela manhaã *sejam* os manjares *cozidos*, e de noyte *assados* caldos». No infinitivo há também quatro: «porque emtã

(7); teudos (2); theuda (1); theudo (8); theudos (3). *Tratado de Confissom*: comtiudo (1); recebudo (1); recebuda (1); teudo (1); theudo (4); tihudo (1); teudos (2); theudos (2). *Constituições de D. Diogo de Sousa*: contheuda (2); contheudas (2); contheudo (3); cõtheudas (4); cõtheudo (2); theudas (1); theudos (1). *Evangelhos e Epistolas*: comtheudo (1); contheudo (2); contiudo (1); cõtheudas (1); cõtheudo (2); deteudas (1); detheudas (1); detheudo (4); detheudos (3); retheudo (1); mantheudo (1); retheudo (1); retheudos (3); teudo (1); theudo (6); theudos (7). A maior parte das formas pertence ao verbo *ter* ou a verbos dele derivados.

pareçe ho aar *ser empeçonhẽtado*»; «nõ sinte sy *ser ferida*»; «quãdo se homẽ sente *ser tocado* da peçonha»; «se acõteçe huũ *seer empeçonhentado* do outro». No futuro imperfeito, um: «alguũ delles *sera apeçonhẽtado* ou ferido». No futuro do conjuntivo, outro: «e despois que a vea *for ferida* ou *aberta* aproueyta muyto tomar muyto prazer».

O verbo *estar* emprega-se para formar tempos da voz passiva de estado. Como referimos, ocorrem quatro casos, um no presente do indicativo, dois no presente do conjuntivo e um no infinitivo dentro de um contexto de conjugação perifrástica: «como sintira homẽ que *esta apeçonhẽtado* e *ferido* da pestilẽçia»; «Em casa sempre *este* fogo *açeso*»; «as genelas ou frestas pera ho meo dia ou pera ho sul *estẽ çarradas*»; «deuem de *star afastados* delles».

Conjugação perifrástica

Dá-se o nome de conjugação perifrástica «à combinação dum verbo que perdeu o seu sentido próprio para se converter em auxiliar com o infinito (precedido ou não de preposição ou da conjunção *que*[1]), gerúndio ou particípio de outro verbo cujo significado precisa ou modifica» (Vázquez Cuesta 1989: 429).

A conjugação perifrástica, bastante frequente, é introduzida no texto pelos verbos *dever*, *haver*, *dar*, *poder*, *leixar*, *convir*, *temer*, *esperar*, *parecer*, *querer* e *andar*. A construção tem quatro configurações:

– verbo auxiliar + preposição *de* + verbo principal no infinitivo;
– verbo auxiliar + preposição *a* + verbo principal no infinitivo;
– verbo auxiliar + verbo principal no infinitivo;
– verbo auxiliar + verbo principal no gerúndio.

O verbo *dever*, que exprime probabilidade ou obrigação, ocorre dezoito vezes seguido da preposição *de* e infinitivo.

---

[1] Exemplos: «*Tenho de ir* ao médico»; «*Tenho que ir* ao médio».

Transcrevemos os contextos: «nõ *deue de star* em ajũtamento do pouoo»; «*deues de notar* que os corpos mays despostos a jnfirmidade»; «*deue* homẽ *de fugir* dos aares peçonhẽtos»; «*deue* se homẽ *de guardar* em tempo da pestilencia»; «os enfermos *deuem de star* afastados delles»; «como se *deue* homẽ *de guardar* da pestilẽcia»; «*deues de notar* que segũdo diz o grãde medico»; «primeiro se *deue* o homẽ *de afastar* do mal»; «se *deue* bem *de guardar* a casa»; «se *deue de euitar* ho banho de cada dia»; «se *deue de euitar* em quanto for possiuel»; «*deues de comer* boõ manjar e bõa yguaria»; «polla qual cousa *deue* se homẽ *de guardar*»; «se o homẽ *deue de euitar* ho sõno»; «nõ *deue de dormir* per todo o dia»; «se *deue de sangrar* e abrir a vea»; «assi ho *deuẽ de fazer* os seruidores dos enfermos»; «taaes *deuẽ de euitar* e de sy esquiuar». Há apenas um caso sem a preposição: «tal desejo se *deue reuogar* e *impedir*».

O verbo *haver*, que expressa resolução, certeza ou obrigatoriedade, ocorre quatro vezes, sempre seguido da preposição *de* e infinitivo: «*ha de beber* hũa bõa vez de vinho»; «*ha de cõfessar* seus pecados»; «*ha de menuyr* o sangue»; «agora *ajamos de veer* per que modo e como se deue homẽ de guardar da pestilẽcia».

O verbo *dar* ocorre apenas uma vez seguido da preposição *a* e infinitivo: «e *da ho a beber* aquelle que teuer apostema».

O verbo *poder*, que expressa determinação, possibilidade ou dever, ocorre dezanove vezes, todas sem preposição e seguidas de infinitivo: «todas estas cousas *pode* muyto bem *euitar* e de sy *lançar*»; «emtom *podera dormir* despois do meo dia»; «e *pode acõteçer* cada dia»; «esto *pode aqueçer* por duas causas»; «posto que se nõ *pode cõprar* por pequeno preço»; «Sangria huũa vez em huũ mes se *pode* bem *fazer*»; «escassamẽte *pode* nẽhũa herua tal peçonha *reuogar*»; «nõ *pode andar* ẽ cauallo ou besta, nem *andar* grãde caminho»; «*podera ser* que alguũ delles sera apeçonhẽtado ou ferido»; «emtom *podera dormir* despois do meo dia»; «nõ *podẽ mudar* o lugar»; «e se o ventre naturalmente se nom *poder vazar*, toma huũ cristel»; «Em Mõpilher nõ me *pude escusar* de cõpanhia de gẽte»; «os meos cõpanheiros nõ *podiã creer* que eu *podesse viuer e escapar*»; «porque *possa* a triaga em o corpo *fazer* sua operaçam»; «em modo que o sõno natural se *possa tomar* por hũa hora»; «se estas cousas nõ *poder auer* façase cõ vinagre»; «E ysto nõ *poder auer* emtã coma paão».

O verbo *leixar*, que indica permissão, cedência, ocorre apenas uma vez sem preposição seguido de infinitivo: «emtam *leyxe yr* a vea aberta ou ferida».

O verbo *convir*, que indica necessidade, dever, ocorre duas vezes, uma com a preposição *a* seguida de infinitivo e outra sem preposição: «E as speçias que comuũmente *cõuem a comer*, sam gingiure, canela, cuminhos, froles de heruas cheyrosas, e açafram»; «e nõ *cõuem dormir* em aquelle dia».

Os verbos *temer* e *esperar*, raramente utilizados na conjugação perifrástica, ocorrem uma vez cada um seguidos da preposição *de* e infinitivo: «he pera *temer de vijr* grande pestilençia»; «sempre *espere de* muyto *viuer*». Na sua utilização vulgar e normal, estes verbos viriam seguidos da conjunção completiva *que* e o verbo principal no conjuntivo (*para temer que venha*; *espere que viva*).

O verbo *parecer* vem seguido do verbo principal no infinitivo: «ha cometa *pareçe voar*»; «*pareçẽ escureçer* os dias»; «nõ *pareçe se*[*r*] neçessario»; «emtã *pareçe* ho aar *ser empeçonhẽtado*».

O verbo *querer* vem seguido do verbo principal também no infinitivo: «*quer chouuer* e nõ choue»; «sempre *querẽ encher* seus vẽtres»; «atee que vejas que *quer pareçer* que say destas cousas assy pisadas augoa»; «se homẽ *quiser dormir* ha de beber hũa bõa vez de vinho»; «mas se alguũ nõ *quiser creer*, spere per huũ meo dia»; «se homẽ nõ *quiser cortar* muytas veas jũtamẽte».

O verbo *andar*, que indica uma ação durativa e continuada, ocorre apenas uma vez sem preposição e seguido de gerúndio: «*andaua* de casa em casa *curãdo* ẽfermos». É o único caso de conjugação perifrástica com gerúndio antecedido de um verbo auxiliar. Na frase «sera em continuo mouimento, ou *caualgando*, ou *andãdo* temperadamẽte», os dois gerúndios não podem ser considerados dependentes do verbo *ser* que os antecede. Estes gerúndios, na norma do Português atual europeu, seriam substituídos pela preposição *a* + infinitivo: *a cavalgar* e *a andar*.

A construção *verbo auxiliar + gerúndio* era no século XV preferível à construção verbo *auxiliar + preposição a + infinitivo* (Ex.: «*anda a curar* enfermos»). Esta última foi generalizada a partir do século XVI, entrando na norma. A construção com gerúndio sobrevive nos falares centro-meridionais, sobretudo do Alentejo e Algarve, nos Açores e no Português do Brasil.

Verbo *haver*

O verbo *haver* é representado por três formas: *ha* (8), *ajamos* (1) e *auer* (2). Já nos referimos ao seu uso como verbo auxiliar na conjugação perifrástica.

Em dois contextos, é empregue com o significado de *ter*, *possuir*, dentro, portanto, do seu uso habitual no Português Antigo e no Português Médio. Os contextos são os seguintes: «E ysto nõ poder *auer* emtã coma pañao»; «e se estas cousas nõ poder *auer* façase cõ vinagre».

Com o significado de *existir*, o verbo *haver* aparece, excepto num caso, seguido do advérbio de lugar *hi*: «e em special donde *ha hi* corpos mortos e podres»; «e tãbem donde *ha hi* podridõ de agoas»; «sem o qual nõ *ha hy* saude»; «quando *ha hy* muytas moscas em ha terra». A construção *ha hi* é bastante frequente em obras dos séculos XIV e XV[1]. O caso em que não é seguido do advérbio *hi* é o seguinte: «esto acõteçe muytas vezes onde *ha* lugares podres e corruptos».

3.5. Marcadores do discurso

Os marcadores do discurso, segundo José Portolés, «son unidades lingüísticas invariables, no ejercen una función sintática en el marco de la predicación oracional y poseen un cometido coincidente en el discurso: el de guiar, de acuerdo con sus distintas

[1] Apresentamos alguns dados relativos a outras obras onde ocorre a expressão *ha hi*: *Crónica Geral de Espanha de 1344* (63), *A Demanda do Santo Graal* (19), *Livro das Confissões* (160), *Horto do Esposo* (51), *Sacramental* (51), *Tratado de Confissom* (12), *Constituições de D. Diogo de Sousa* (8).

propiedades morfosintácticas, semánticas y pragmáticas, las inferencias que se realizan en la comunicación» (1998: 25-26). Para Mário Vilela, os marcadores discursivos podem também ser chamados *marcadores de relações discursivas*, ordenadores de "matéria" discursiva, locuções conjuntivas ou conjunções discursivas, constituindo, «ao lado dos pronomes, dos processos de repetição, da sinonímia, antonímia e hiponímia, e ainda da chamada anáfora associativa, etc., um dos meios privilegiados para ordenar, hierarquizar, ligar, tornar mais fluido o movimento fórico construtor do discurso» (1999: 265).

Os marcadores são ferramentas que servem para configurar e incorporar as entidades predicativas dentro do discurso (cfr. Martín Zorraquino 1998: 26). A invariabilidade, sua principal característica, é o traço distintivo das conjunções, dos advérbios, das preposições e das interjeições, classes de palavras que a gramática tradicional inclui na classe, mais ampla, das *partículas*, devido precisamente ao seu carácter invariável (cfr. *Ibidem*: 45).

Deter-nos-emos em dois tipos de marcadores: as conjunções e locuções (coordenativas e subordinativas), e os advérbios.

Conjunções e locuções coordenativas

As principais conjunções e locuções coordenativas existentes no texto são as seguintes:

Tipo	Conjunções e locuções
Copulativas	e (260); nẽ (3), nem (2)
Adversativas	mas (12); empero (6)
Disjuntivas	ou (70)
Conclusivas	ergo (9); por cõseguinte (1); por isso (1), por ysso (3); por tanto (1), por tãto (7);

As conjunções copulativas, ou aditivas, são *e* e *nem*. Servem para ligar dois termos ou duas orações de função semelhante.

A conjunção *e* é a mais frequente do texto. A grande frequência desta conjunção em relação às outras encontra-se em quase todos os textos de Língua Portuguesa desde os seus primórdios até à atualidade. Em qualquer obra literária recente, o *e* ainda é a conjunção mais utilizada.

O *e* pode ter três funções distintas: inicia frases sem ligação sintática com a oração que as antecede, serve para enumerar e coordena duas ou mais orações copulativas.

No texto, ocorre 32 vezes a iniciar uma frase depois de um ponto final. Alguns dos contextos são os seguintes: «*E* ysso meesmo deues de comer boõ manjar»; «*E* em os mantijmẽtos guarte das cousas queẽtes»; «*E* as speçias que comuũmente cõuem a comer, sam gingiure, canela, cuminhos»; «*E* se nõ forẽ muyto pobres, tomẽ cuminhos e açafram»; «*E* tãbem a alegria do coraçõ he gram remedio pera a saude do corpo»; «*E* se pella vẽtura naçer a apostema de bayxo do braço direyto, sangre se em ho meo daquelle braço»; «*E* se açerca das partes vergonçosas, sangre se em o pee daquelle mesmo lado»; «*E* se a apostema for em o pescoço, seja sangrado em a vea de çephalica».

Embora não estando em início absoluto de frase, em muitos contextos a conjunção *e* aparece em início de oração, mas sem a coordenar com a oração anterior, vindo sempre depois de vírgula ou dois pontos (que nós substituímos por ponto e vírgula na nossa edição). Conforme os usos atuais e tendo em conta a lógica sintática, antes da conjunção pressupõe-se um ponto final, o que nos leva a incluir estes casos na função atrás referida. Damos alguns exemplos: «nõ cõsintem entrar as cousas peçonhẽtas; *e* assi escapey de tal pestilẽcia»; «As cousas canfortatiuas sam estas .s. açafram, cassiafistola, chãtagẽ, cõ todas as outras heruas que endereçã ho spirito interior, *e* estas cousas prestã pera antre pouoo»; «Muyto saã cousa he que se laue a boca e os olhos e as maãos ameude cada dia cõ agoa rosada mesturada cõ vinagre; *e* se estas cousas nõ poder auer façase cõ vinagre; *e* assi guardando estas cousas seguramẽte entraras em pouoo ou amtre gẽte»; «E tãbem he grãde remedio vazar o ventre; *e* se o ventre naturalmente se nom poder vazar, toma huũ cristel; *e* tãbem tomaras pirolas pestilẽçiaaes as quaaes acharas aos apotecayros»

A conjunção *e* é empregue também para enumerar qualidades, estados, objetos e outros conceitos. As enumerações, são, de um modo geral, constituídas por dois termos, como demonstram os seguintes exemplos: «Começase huũ boõ regimẽto *muyto neçessario e muyto proueitoso* aos viuẽtes»; «por cõseruaçã de *suas saudes e segurãça* das pestinẽçias»; «Em louuor *da santissima trijndade, e da gloriosa virgẽ Maria*»; «Quarto das cõformidades *do coraçom, e dos prinçipaes membros*»; «quando em huũ *dia do estio e do alto verão* se muda a manhaã»; «boõ vinho *claro e auguado*»; «deues de comer *boõ manjar e bõa yguaria*»; «assi como sõ *pigmẽta e alhos*»; «tomẽ *cuminhos e açafram*»; «ymaginaçam faz *causa e perijgo*»; «cõ muyto *prazer e alegria* sempre espere de muyto viuer»; «esta *apeçonhẽtado e ferido* da pestilẽçia». Os casos com três ou mais membros são mais raros. Podemos dividi-los em sindéticos, em que a conjunção se repete (polissíndetos), e assindéticos, em que a conjunção é substituída por vírgula entre o primeiro membro e os seguintes. Sindéticos, temos: «çarrã *os poros e os meatos e os caminhos* dos humores»; «Muyto saã cousa he que se laue *a boca e os olhos e as maños* ameude cada dia». Assindéticos, temos, entre outros: «pareçe soo a cousa amargosa que *queẽtura, cheyro e sabor*»; «*caldos, polmes, e potagios se euitẽ*»; «E as speçias que comuũmente cõuem a comer, sam *gingiure, canela, cuminhos, froles de heruas cheyrosas, e açafram*». Há um caso que apresenta uma configuração especial: a conjunção é substituída por vírgula, não entre o primeiro termo e o segundo, mas entre os que vêm a seguir: «cõtentẽ se cõ *arruda e salua, nos nozcadas, perexil*».

Com função coordenativa, a conjunção *e* liga orações copulativas de dois e três membros. Com dois membros, temos, entre outros, os seguintes exemplos: «os cheyros taaes *opilam e çarrã* os poros»; «*clarifica* muyto ho aar *e poõe* grãde impedimẽto aa maa influencia do çeeo»; «tal desejo se *deue reuogar e impedir*»; «*spere* per huũ meo dia *e* logo *sentira* apostema de bayxo dos braços»; «*escuse* o sõno *e ho euite* quanto poder». Com três membros, em que se repete a conjunção, temos: *alimpe* da freuma *e lãça* fora os maaos humores, *e prouoca* o apetito de comer»; «e tal salsa *he* muyto boõa *e destruye e quita* ou tira toda podridom»; «andaua de casa em casa curãdo ẽfermos por causa da minha pobreza, *e* emtã *leuaua* cõmigo huũa sponja ou paão ẽssopado em vinagre, *e* sempre *ho punha* nos narizes e na boca».

A conjunção copulativa *nem* (*e não*) ocorre cinco vezes. Em três contextos, vem antecedida do advérbio *não*: «*nõ* conheçẽ taes febres serẽ pestilẽçiaes, *nẽ* ho creẽ»; «*nõ* sinte sy ser ferida *nẽ* emferma»; «*nõ* pode andar ẽ cauallo ou besta, *nem* andar grãde caminho». Em dois contextos, o advérbio não está presente, não havendo uma relação lógica entre o membro introduzido pela conjunção e os anteriores: «em tẽpo de pestilencia milhor he estar em casa que andar fora, *nẽ* he saão andar pera villa ou çidade»; «toma se ergo duas vezes no dia com boõ vinho claro e auguado, ou cõ augua crara de rosas ou cõ çerueja crara, *nem* se tome mais da triaga que quãtidade de huũ piseo».

As conjunções adversativas presentes no texto são *mas* (12) e *empero* (6). Ligam dois termos ou duas orações de função igual, expressando contraste ou contrariedade. Ora aparecem em início de frase, com a função de contrariar o que foi dito na frase ou parágrafo anteriores, ora aparecem como conetores que ligam duas orações. Mónica Castillo Lluch considera três valores adversativos: um valor debilitado, quando a conjunção aparece em início de frase, sendo apenas um sinal de separação; um valor adversativo restritivo, quando a conjunção se apresenta depois de uma oração afirmativa; e um valor exclusivo, quando a oração anterior é negativa (1993-1994: 222-225).

Com valor adversativo debilitado de acordo com a definição acima referida, a conjunção *mas* ocorre três vezes ao longo do texto: «*Mas* dira alguũ, se o homẽ deue de euitar ho sõno que fara homẽ se teuer o sõno natural»; «*Mas* diras tu, como sintira homẽ que esta apeçonhẽtado e ferido da pestilẽçia»; *Mas* em tẽpo de pestilencia milhor he estar em casa que andar fora». No entanto, em vários contextos, a conjunção, embora não ocorra em início absoluto de frase, tem um valor debilitado, uma vez que não coordena adversativamente a oração anterior e a seguinte, vindo antes de uma conjunção subordinativa. São os casos de: «prometo te que muyto boõ remedio he fugir e mudar o lugar apeçonhẽtado, *mas porque* muytos sem grãde perda nõ podẽ mudar o lugar, e por ysso quãto for possiuel taaes deuẽ de euitar e de sy esquiuar as causas de tal podridõ»; «purga o çerebro da freuma e os outros mẽbros speciaaes dos humores vistosos, *mas porque* muyto aqueenta, e a queẽtura traz podridom, melhor me pareçe soo a cousa amargosa que queẽtura, cheyro e sabor»; «Ergo per estes signaaes se sente homẽ apeçonhẽtado; *mas se* alguũ nõ quiser creer, spere per huũ meo dia».

Noutros casos, em que a conjunção *mas* vem antes de um advérbio ou de um pronome, a função coordenativa entre a oração anterior e a seguinte está também bastante debilitada: «ha natureza he por muytas manejras agrauada; *mas ajnda* tã sobejamẽte se agraua ha natureza que nõ sinte sy ser ferida nẽ emferma»; porque a triaga lãça a peçonha fora; *mas eu* queria antes que quãdo alguũ teuesse tal apostema que soruesse em si toda a triaga»; «posto que alguũs çirogiaães querẽ que lhe ponhã triaga *mas eu* rogo mujto que se nõ ponha»; «porque ymaginaçam faz causa e perijgo, *mas qualquer* cõ muyto prazer e alegria sempre espere de muyto viuer»; «e ysso mesmo tem grãde door em ha parte dianteira da cabeça, *mas todas* estas cousas pode muyto bem euitar».

Com valor adversativo restritivo, não identificámos nenhum exemplo. Com valor exclusivo, há apenas um: «*nõ* pareçe se[r] neçessario *mas* antes jnpidoso, a pestilẽçia que veẽ per causa queẽte ameude se acreçenta».

A conjunção *empero* ocorre duas vezes com valor debilitado em início de frase: «*Empero* prometo te que muyto boõ remedio he fugir e mudar o lugar apeçonhẽtado»; «*Empero* diz Auiçena que se homẽ quiser dormir ha de beber hũa bõa vez de vinho ou çerueja ante de dormir». Ocorre quatro vezes com valor adversativo restritivo: «e jsto porque apareçẽ bõas ourinas e boõas augoas, e bõas digestiões, *empero* ho ẽfermo vay caminho da morte»; «E ysso meesmo deues de comer boõ manjar e bõa yguaria com boõ vinho puro e ameude, *empero* nõ muyto jũtamente»; «e nõ cõsinta emtrar ho aar seco, *empero* cõtorua os olhos e squeẽta a cabeça de cada huũ que ho ameude come»; «beber muy boõ vinho ou bõa çerueja, *empero* sempre se tome tẽperadamente».

A conjunção disjuntiva *ou* (70) é a segunda mais frequente. Segundo Bechara, enlaça «unidades coordenadas matizando-as de um valor alternativo, quer para exprimir a incompatibilidade dos conceitos envolvidos, quer para exprimir a equivalência deles» (2002: 321). As unidades coordenadas por esta conjunção apresentam dois, três ou quatro membros.

As unidades de dois membros são as mais numerosas, especialmente as que apresentam um termo simples e outro seu equivalente, sem verbo no segundo membro: «esta açerca da camera *ou* de alguũ fedor particular»; «se ẽpeçonhẽtã os corpos da jndisposiçã *ou* da maa desposiçã dos çeos»; «muyto esqueẽtã cõ grãde trabalho *ou* grãde yra»; «teer as frestas pera ho norte *ou* pera o leuante abertas»; «faz podridõ em a casa *ou* em lugar onde dormẽ»; «cõ sal e noz nozcada hũa *ou* duas bem limpas»; «E ysto nõ poder auer emtã coma paão *ou* hũa sopa»; «nẽ he saão andar pera villa *ou* çidade»; «leuaua cõmigo huũa sponja *ou* paão ẽssopado em vinagre»; «entraras em pouoo *ou* amtre gẽte»; «do vinho ou augua *ou* çerueja tomaras quãtidade de duas colhares»; «se a ydade *ou* outra cousa for em cõtrayro»; «assy como he em as molheres que som prenhes, *ou* em alguũ muyto fraco»; «Façase ergo a sangria em a vea destra *ou* seestra»; «beber muy boõ vinho *ou* bõa çerueja»; «impedir per alguũ andar em jardijs *ou* em campos»; «ha de beber hũa bõa vez de vinho *ou* çerueja»; «tomar hũa bõa vez de vinho boõ *ou* bõa çerueja»; «nõ pode andar ẽ cauallo *ou* besta»; «leyxe yr a vea aberta *ou* ferida»; «pequena sangria, *ou* pequena sayda de sangue mais fortemente esperta a peçonha»; «em a qual ha doẽça *ou* chaga apareçer se deue de sangrar»; «sangrese em ha vea meaã daquelle meesmo braço, *ou* na vea epatica»; «say destas cousas assy pisadas augoa *ou* çumo»; «teẽdo o rostro pera genela *ou* fresta»; «podridã dos corpos mortos, *ou* lugares çujos»; «se causa ho morbo *ou* ha chagua em ho homẽ»; «despois que a vea for ferida *ou* aberta aproueyta muyto tomar muyto prazer»; «sera apeçonhẽtado *ou* ferido».

Em doze contextos, podem identificar-se definições de tipo lexicográfico com dois membros e sem verbo no segundo membro: «Se de bayxo do braço seestro *ou* esquerdo, sangrese em ha vea meaã daquelle meesmo braço»; «tal salsa he muyto boõa e destruye e quita *ou* tira toda podridom»; «e prinçipalmẽte quando he ho vento meridional, *ou* da parte de estrela do Sul»; «em alguũ que teẽ corrença *ou* fluxu do ventre»; «causa ho morbo *ou* ha chagua em ho homẽ»; «e tal morbo *ou* jnfirmidade as vezes he febre»; «Fechẽ se ergo as frestas *ou* genelas»; «e tãbem o vẽto meridional *ou* sul, o qual naturalmẽte apeçonhẽta»; «asutileze se a casa por clara chama *ou* flama»; «busquẽ se pera os ricos muyto bõas salsas *ou* salseamentos»; «a triaga seja delida em ho vaso *ou* copo em que ha tomares».

Em quatro contextos, o segundo membro tem verbo: «tal estio muytas vezes escureçẽ, *ou* pareçẽ escureçer os dias»; «*vaã ou estam* pera o sul atee hũa hora»; «se alguẽ *sentir* apeçonhẽtado *ou* ẽ tẽpo de pestilẽcia *sentir* estas cousas que escuse o sõno»; «de sy lançar *andãdo ou espaçãdo* huũ pouco».

As unidades de três membros podem apresentar três conceitos ligados por duas conjunções sem verbo no segundo e terceiro membros: «veẽ de corpos mortos, *ou* de corrupçõ de pauees e charcos *ou* chafarizes çujos»; «fere e sguarda aquelle *ou* aqueloutro, que aquelle *ou* aqueloutro lugar ou homẽ»; «com boõ vinho claro e auguado, *ou* cõ augua crara de rosas *ou* cõ çerueja crara»; «romaãs, *ou* huũ pequeno de pero *ou* maçaã em lugar de meezinha»; «sentira apostema de bayxo dos braços, *ou* açerca das partes vergonçosas, *ou* açerca das orelhas»; «seja sangrado em a vea de çephalica açerca do dedo polegar em a maão daquelle meesmo lado, *ou* na meaã daquelle meesmo braço, *ou* na maão daquelle meesmo lado»; «se sãgre em o braço esquerdo do figado, *ou* basilica, *ou* da meaã». Em dois contextos, a conjunção é seguida de uma forma verbal: «se agrauar de apostema *ou sentir* agrauado, *ou* se *sentir* apeçonhẽtado»; «sera em continuo mouimento, *ou caualgando, ou andãdo* temperadamẽte». Num contexto, o verbo do terceiro membro está subentendido: «o homẽ que se sangra *ou tenha* pestenença *ou* nõ [*tenha*]».

Há apenas um contexto em que a conjunção ocorre duas vezes constituindo unidades de significação distintas: «as genelas *ou* frestas || pera ho meo dia *ou* pera ho sul estẽ çarradas».

Com quatro membros, há apenas um contexto: «façase a sangria de çephalica daquelle meesmo lado, *ou* da vea que esta antre o dedo demostrador e ho dedo polegar, por que muytas cousas peçonhentas nõ destruã o çerebro, *ou* da vea que he açerca do dedo menor, *ou* açerca do articulo que he de muytos medicos chamada basilica».

As conjunções e locuções conclusivas são *ergo* (9), *por cõseguinte* (1), *por isso* (1) / *por ysso* (3) e *por tanto* (1) / *por tãto* (7).

A conjunção *ergo*, que ocorre pontualmente nalguns textos em prosa do Português Médio[1], deriva diretamente da conjunção latina *ergo* e é equivalente a *por conseguinte* e *portanto*, desempenhando uma função adverbial, uma vez que não liga orações. Apesar de ser um latinismo, não há correspondência total do seu uso nas duas versões do texto. Na versão latina, a conjunção ocorre duas vezes e na portuguesa nove. Apenas em dois contextos há correspondência:

Latim	**Português**
Claudantur *ergo* fenestre (vt dictu*m* es*t*)	Fechẽ se *ergo* as frestas ou genelas como dito he
Est *ergo* summum remedium si quis senserit omnia predicta tempore pestilentiali	He *ergo* gramde remedio sy se alguẽ sentir apeçonhẽtado ou ẽ tẽpo de pestilẽcia sentir estas cousas

[1] Apresentamos alguns exemplos: *Horto do Esposo*: 17; *Crónica dos Sete Primeiros Reis de Portugal*: 2; *Crónica de D. Pedro* de Fernão Lopes: 1; *Primeira Parte da Crónica de D. João I* de Fernão Lopes: 3; *Segunda Parte da Crónica de D. João I* de Fernão Lopes: 1; *Leal Conselheiro*: 17; *Tratado de Confissom*: 7; *Livro de Histórias da Bíblia*: 1.

Nos restantes casos, *ergo* traduz as conjunções *igitur* e *autem*. A conjunção ocorre duas vezes no início da frase: *Ergo* he neçessario que todo ẽfermo se proueja de boõ fisico e bẽ esperto»; «*Ergo* per estes signaaes se sente homẽ apeçonhẽtado». Em quatro, é antecedida de um verbo no conjuntivo com função de imperativo conjugado pronominalmente: «Fechẽ se *ergo* as frestas ou genelas»; «Apure se *ergo* e asutileze se a casa por clara chama ou flama»; «toma se *ergo* duas vezes no dia com boõ vinho claro e auguado»; «Façase *ergo* a sangria em a vea destra ou seestra ãte de comer». Em dois contextos, é antecedida de outras formas verbais: «He *ergo* gramde remedio sy se alguẽ sentir apeçonhẽtado ou ẽ tẽpo de pestilẽcia sentir estas cousas»; «Estantes [part. pres. do verbo *estar*] *ergo* assi estas cousas quãdo se homẽ sente ser tocado da peçonha pestilẽçial, logo naquelle meesmo dia mingue ho sangue». Num contexto apenas, é antecedida da conjunção *quando*: «Quãdo *ergo* estes signaes apareçerẽ, he pera temer grãde pestilẽcia».

A locução *por isso* é sempre antecedida da conjunção copulativa *e*, e acompanhada de um verbo no presente do indicativo: «*e por isso diz* ho verso poetico falãdo do apareçimẽto da cometa»; «*E por ysso te digo que* em toda maneyra te guardes que nõ reçebas do baffo de outrẽ»; «e *por ysso* quãto for possiuel taaes *deuẽ* de euitar e de sy esquiuar as causas de tal podridõ»; «e *por ysso nõ pareçe* se[r] neçessario mas antes jnpidoso, a pestilẽçia que veẽ per causa queẽte ameude se acreçenta».

A locução *por cõseguinte* ocorre apenas uma vez e é também antecedida da conjunção *e*: «*E por cõseguinte* todo o coyto e toda luxuria, e tãbem o vẽto meridional ou sul, o qual naturalmẽte apeçonhẽta». O predicado, subentendido, é o da frase anterior: *deuẽ de euitar*.

A locução *por tanto* ocorre oito vezes, sempre com valor adverbial. Em todos os contextos, vem antecedida da conjunção *e*, e acompanhada do verbo no presente do indicativo: *E por tãto* muytos medicos que em os ẽfermos soomẽte esguardã as ourinas superficialmẽte *falã*, e lygeyramẽte *sam* ẽganados»; «*E por tãto* dos quaaes se faz ha grande resoluçã assy como sã os corpos desordenados em luxuria e coyto, e os que vaã ameude aos banhos, e os homẽs que se muyto esqueẽtã cõ grãde trabalho ou grãde yra, *teẽ* os corpos mais dispostos pera reçeber ha pestilẽcia»; «*E por tãto digo que* a tal doẽte de pestilençia he boõ p*or* alguũs dias mudar a camera»; «*E por tãto diz* Auiçena em o q*ua*rto do canone»; «*e por tãto* se *deue* bem de guardar a casa»; «*e por tãto deues* de notar que os corpos mays despostos a jnfirmidade e a morte sam os corpos quẽtes»; «*e por tãto deue* homẽ de fugir dos aares peçonhẽtos»; «*e por tanto* todos os mantijmentos quãto *som* de mais leue digestam tãto som milhores».

Conjunções e locuções subordinativas

As principais conjunções e locuções subordinativas existentes no texto são as seguintes:

Tipo	Conjunções e locuções
Causais	porque (38); por que (2)
Comparativas	como (7); que (5); assi como (4), assy como (2); tal como (2); quãto... tãto (1)
Concessivas	ajnda que (1); posto que (3)
Condicionais	se (35); sy (1)
Consecutivas	que (4); em modo que (4), ẽ modo que (1); em maneira que (1); emtãto que (2)
Finais	pera (3)
Integrantes	que (25)
Temporais	quãdo (8), quando (10); antes que (1); despois que (1); atee que (2); em quanto (1)

A conjunção causal *porque* (38) / *por que* (2) é, das subordinativas, a mais frequente. Em dois contextos, apresenta um valor final e não causal, com a significação de *para que* ou *a fim de que*: «nõ jantaras atee ho meo dia *porque* possa a triaga em o corpo fazer sua operaçam»; «façase a sangria de çephalica daquelle meesmo lado, ou da vea que esta antre o dedo demostrador e ho dedo polegar, *por que* muytas cousas peçonhentas nõ destruã o çerebro». Nos restantes contextos, tem valor causal.

Em mais de metade das ocorrências, esta conjunção introduz uma oração subordinada causal, procurando explicitar a causa, o efeito ou as consequências de determinada ação descrita na oração anterior: «muytos medicos sã emganados, *porque* nõ conheçẽ taes febres serẽ pestilẽçiaes»; «nẽhuũ nõ deue de star em ajũtamento do pouoo, *porque* podera ser que alguũ delles sera apeçonhẽtado ou ferido»; «e as genelas ou frestas pera ho meo dia ou pera ho sul estẽ çarradas, *porque* o vẽto do sul teem em si duas causas de apodrentar»; «Do sul he vẽto inchado e agraua o ouuido fere o coraçã, *porque* abre os poros do homẽ»; «e por tãto se deue bem de guardar a casa, *porque* nõ ẽtre em ella ho aar peçonhẽtado»; «E tal fumo entre per a boca e por os narizes, *porque* assi jndirãçe as cousas de dentro»; «se deue de euitar ho banho de cada dia, *porque* pouco creçente apeçonhẽta toda a massa»; «em tal tempo se deue de euitar em quanto for possiuel, *porque* se nõ apeçonhẽte homẽ do aar apeçonhẽtado»; «Em Mõpilher nõ me pude escusar de cõpanhia de gẽte, *porque* andaua de casa em casa curãdo ẽfermos»; «Em casa sempre este fogo açeso, *porque* clarifica muyto ho aar»; «e cõ estas cousas busquẽ se pera os ricos muyto bõas salsas ou salseamentos, *porque* se forem pobres cõtentẽ se cõ arruda e salua»; «este euite o sõno e ysto em andãdo, *porque* em ho sõno ha queẽtura intrinseca»; «o homẽ que em tal dia he apeçonhẽtado nõ come mujto, porque he cheo de maos humores»; «E se despois creçer apostema, nõ tema, *porque* tal apostema lança o mal de fora e faz o homẽ ser muyto saão»; «alguũs çirogiaães querẽ que lhe ponhã triaga mas eu rogo mujto que se nõ ponha, *porque* a triaga lãça a peçonha fora»; «e ysto cõ o estamago gejuũ, *porque* emtõ obra milhor em o homẽ»; «nõ sinte sy ser ferida nẽ emferma, e jsto *porque* apareçẽ bõas ourinas e boõas augoas».

Num número significativo de contextos, a conjunção introduz uma oração causal que não explicita a causa, o efeito ou as consequências de determinada ação descrita na oração anterior, funcionando mais como uma espécie de sentença ou aforismo que informa ou preceitua determinada questão que é colocada anteriormente acerca da peste ou os cuidados a ter com ela: «*Porque* he assy que huũ morre e ho outro nom»; «*porque* emtã pareçe ho aar ser empeçonhẽtado»; «*porque* taes vẽtosidades sam muyto çujas e muyto velhacas»; «*porque* as vezes veẽ e proçede ha pestilencia da rayz superior»; «*porque* ho aar jnspirado as vezes he peçonhẽto»; «*porque* dos corpos apeçonhẽtados procedem humores e fumos peçonhẽtos»; «*porque* em algũas casas estam as agoas çujas por dous e tres dias»; «*porque* ho aar apeçonhẽtado he humido e faz podridõ em a casa»; «*porque* os corpos cheos dos maaos humores sam mais asinha ẽpeçonhẽtados»; «*porque* as cousas azedas e os cheyros taaes opilam e çarrã os poros»; «*porque* asobeja abastança e grãde inchamento tras apodrentamento dos humores»; «*porque* todo ho fructo traz podridõ»; «*porque* ymaginaçam faz causa e perijgo»; «*porque* o homẽ estando em o sõno traz em si muytos vapores»; «*porque* o homẽ ja apeçonhẽtado em todas as horas teẽ grãde desejo de dormir»; «*porque* a peçonha intrinseca pertorua o sprito vital»; «*porque* pouco minguamento de sangue esperta a peçonha»; «*porque* se apareçer despois em o braço direyto, que se sãgre em o braço esquerdo»; «*por que* pequena sangria, ou pequena sayda de sangue mais fortemente esperta a peçonha».

Há dois contextos em que a conjunção *porque* é antecedida da conjunção *mas*: «*mas porque* muyto aqueenta, e a queẽtura traz podridom, melhor me pareçe soo a cousa amargosa que queẽtura»; «*mas porque* muytos sem grãde perda nõ podẽ mudar o lugar».

As conjunções e locuções comparativas presentes no texto são: *como* (7), *assi como* (4) / *assy como* (2), *tal como* (2), *segundo* (1) / *segũdo* (4), *que* (5) e *quãto... tãto* (1).

A conjunção *como* (7) apresenta três realizações distintas. Na primeira, acompanhando o verbo *dizer* na voz passiva, remete para o que foi referido atrás: «Fechẽ se ergo as frestas ou genelas *como dito he*»; «morrẽ os homẽs mais azinha e em outra nõ *como dito he*»; «emtõ façase *como dito he* do braço esquerdo». Na segunda, é antecedida do advérbio *assi*, originando dois termos de comparação: «faz emfraqueçer os corpos *assi* dos saãos *como* dos enfermos»; «e tãbem he boõ *assi* em ho inuerno *como* no veraão cheirar cousas azedas»; «a triaga te he muyto proueytosa, *assi* saãos *como* aos enfermos». Na terceira, é antecedida do pronome *tal*, originando também dois termos de comparação: «e da qui veẽ que em *tal* ca[u]sa *como* esta morrẽ os homẽs mais azinha».

A locução conjuncional *assi como* (4) / *assy como* (2) apresenta três realizações. Na primeira, seguida do verbo *ser* no presente do indicativo, introduz uma exemplificação do que é dito imediatamente antes: «E em os mantijmẽtos guarte das cousas queẽtes, *assi como sõ* pigmẽta e alhos»; «Isso mesmo se euitẽ todos os fructos se nõ forẽ azedos, *assi como sam* çirejas, romaãs, ou huũ pequeno de pero»; «E por tãto dos quaaes se faz ha grande resoluçã *assy como sã* os corpos desordenados em luxuria»; «se a ydade ou outra cousa for em cõtrayro, *assy como he* em as molheres que som prenhes». Na segunda, acompanhando o verbo *escrever*, introduz uma referência bibliográfica: «A segunda que *assi como* se escreue em o terçeyro liuro dos amforismos». Na terceira, a frase apresenta dois termos de comparação, sendo o segundo introduzido pelo advérbio *assi*: «E *assi como* por ho boõ cheyro e aromatico, se recrea o coraçõ e o sprito do homẽ, *assi* emfraqueçe por o çujo fedor».

A conjunção *segundo* (1) / *segũdo* (1) substitui a conjunção *como*. Introduz referências bibliográficas ou invoca uma autoridade: «e *segũdo* diz Aristoteles em os metauros, quando ha cometa apareçe acõteçẽ mortes»; «*segũdo* diz o grãde medico .s. Dauid, que primeiro se deue o homẽ de afastar do mal». Remete para o que foi referido anteriormente: «mais fortemente esperta a peçonha *segundo dicto he*». Introduz a confirmação de um facto pelo pelos sentidos: «Da rayz jnferior proçede *segũdo* nos veemos»; «e assi *segũdo* estas cousas he assaz manifesto, que em o tẽpo do sõno o sprito vital repousa».

A locução conjuncional *tal como* (2) tem uma presença pouco significativa. Antecede a forma verbal *este* (= *esteja*) e o sentido aproxima-se do da locução *assi como*: «em toda maneyra *tal como* este euite o sõno»; «Posto que *tal como* este nõ pode andar ẽ cauallo ou besta».

A conjunção *que* (5) introduz, em três casos, o segundo termo do grau comparativo de superioridade, sendo o primeiro termo introduzido pelo adjetivo *melhor*: «sam muyto *melhores que* todas as mezinhas»; «*milhor* he estar em casa *que* andar fora»; «*melhor* me pareçe soo a cousa amargosa *que* queẽtura, cheyro e sabor». Em dois outros casos, o *que* vem antecedido do advérbio *mais*: «nem se tome *mais* da triaga *que* quãtidade de huũ piseo»; «valẽ *mais* cousas azedas *que* todalas meezinhas».

A locução *quãto... tãto* (1), representada na atualidade pela locução *tanto... quanto*, insere na frase dois termos de comparação: «todos os mantijmentos *quãto* som de mais leue digestam *tãto* som milhores». A troca da ordem dos dois advérbios deve-se certamente à influência do original latino: «Omnes igitur cibi *quanto* faciliores digestionis sunt *tanto* meliores».

As locuções concessivas, com uma presença pouco significativa no texto, são *ajnda que* (1) e *posto que* (3). A utilização destas locuções é uma solução sintática para a tradução de diferentes estruturas do texto latino. *Ajnda que* traduz a expressão *licet enim* e *posto que* as expressões *sed, autem vel* e *aliqui vero*. Apenas *licet* introduz uma oração concessiva no texto latino. Os contextos são os seguintes: «E em os mantijmẽtos guarte das cousas queẽtes, assi como sõ pigmẽta e alhos, *ajnda que* pigmẽta purga o çerebro da freuma»; «e de alosna e ysope e arruda, e artamija, e com lenho de aloes que he melhor de tudo *posto que* se nõ pode cõprar por pequeno preço»; «*Posto que* tal como este nõ pode andar ẽ cauallo ou besta, nem andar grãde caminho por a grande pigriça do corpo e muyto grande peso e carrega corporal»; «*posto que* alguũs çirogiaães querẽ que lhe ponhã triaga mas eu rogo mujto que se nõ ponha».

A conjunção condicional *se* (35) / *sy* (1) tem uma presença bastante significativa no texto. Vem seguida do verbo no futuro do conjuntivo, excepto em cinco contextos, em que o verbo se encontra no presente do indicativo: «Mas dira alguũ, *se* o homẽ *deue* de euitar ho sõno que fara homẽ se teuer o sõno natural»; «he quando se fazẽ mujtas relãpados e trouoadas, e mayormẽte *se veẽ* da parte do meo dia»; «*Se* taaes jnfirmidades pestilẽçiaes *sam cõtagiosas* .s. *se* se *apegã*»; «*se causa* ho morbo ou ha chagua em ho homẽ».

No futuro do conjuntivo, os contextos com a conjunção *se* seguida do verbo *ser* (*for, forem*) são os mais frequentes (dez ocorrências). Em metade das ocorrências, a conjunção *se* é antecedida da conjunção copulativa *e*: «E *se* a apostema *for* em o pescoço, seja sangrado em a vea de çephalica»; «E *se for* em o espinhaço mingua sobre a vea que he chamada a pedica grãde»; «e *se for* neçessario que saya este em casa atee que saya o sol»; «E *se* nõ *forẽ* muyto pobres, tomẽ cuminhos e açafram»; «E *se* polla ventura *for* açerca das espadoas, mĩguaras o sangue cõ ventosas». Na outra metade, o antecedente varia: «Isso mesmo se euitẽ todos os fructos *se* nõ *forẽ* azedos»; «porque *se forem* pobres cõtentẽ se cõ arruda e salua»; «Sangria huũa vez em huũ mes se pode bem fazer, *se* nõ *se* a ydade ou outra cousa *for* em cõtrayro»; «despois do sangue menuido *se for* muyto fraco emtom podera dormir despois do meo dia»; «potagios se euitẽ, *se* nõ *forem* azedos».

Com os verbos *aparecer* e *sentir* há três ocorrências: «E *se* pela vẽtura *apareçer* açerca da orelha, façase a sangria de çephalica daquelle meesmo lado»; «porque *se apareçer* despois em o braço direyto, que se sãgre em o braço esquerdo»; «E *se apareçer* a apostema de bayxo do braço direyto, emtõ façase como dito he do braço esquerdo»; «*se* homẽ *quiser* dormir ha de beber hũa bõa vez de vinho ou çerueja ante de dormir»; «mas *se* alguũ nõ *quiser* creer, spere per huũ meo dia»; «e *se* homẽ nõ *quiser* cortar muytas veas jũtamẽte, emtam leyxe yr a vea aberta». Com os verbos *ter*, *poder* e *sentir*, duas ocorrências: «que fara homẽ *se teuer* o sõno natural»; «*se* alguũ *teuer* desejo de dormir, que tal desejo se deue reuogar»; «e *se* estas cousas nõ *poder* auer façase cõ vinagre»; «e *se* o ventre naturalmente se nom *poder* vazar, toma huũ cristel»; «E *se* pella ventura *sentir* chagas despois de dormir, emtõ ha de menuyr o sangue em a parte crucifixa»; «He ergo gramde remedio *sy* se alguẽ *sentir* apeçonhẽtado ou ẽ tẽpo de pestilẽcia sentir estas cousas». Com os verbos *dormir, crecer, agravar, andar, durar, quitar* e *nacer* apenas uma ocorrência: «E todas estas cousas se façam *se* homẽ nõ *dormir* antes que conheça que tem apostema»; «E *se* despois *creçer* apostema, nõ tema»; «e *se* alguũ se *agrauar* de apostema ou sentir agrauado, ou se sentir apeçonhẽtado, em toda maneyra tal como este euite o sõno»; «a qual cousa nõ se faria *se* o homẽ *andar* em mouimẽto»; «e emtã *se* isto mujto *durar* he pera temer de vijr grande pestilençia»; «he pera temer grãde pestilẽcia, *se* ho senhor Deus todo poderoso ho nõ *quitar* e estoruar»; «E *se* pella vẽtura *naçer* a apostema de bayxo do braço direyto, sangre se em ho meo daquelle braço da vea meaã». Em dois contextos, o verbo é omisso, subentendendo-se o verbo *nacer*, presente na oração condicional da frase anterior: «*Se* de bayxo do braço seestro ou esquerdo, sangrese em ha vea meaã»; «E *se* açerca das partes vergonçosas, sangre se em o pee daquelle mesmo lado».

O verbo da oração principal de que depende a oração condicional está, regra geral, no presente do conjuntivo com função de imperativo («E *se* nõ *forẽ* muyto pobres, *tomẽ* cuminhos e açafram»), havendo, no entanto, casos no presente do indicativo (10) («e *se* o ventre naturalmente se nom *poder* vazar, toma huũ cristel») e, mais raramente, no futuro imperfeito do indicativo (4) («E *se* polla ventura *for* açerca das espadoas, *mĩguaras* o sangue cõ ventosas») e no condicional (1) («a qual cousa nõ se *faria se* o homẽ *andar* em mouimẽto»).

As conjunções e locuções consecutivas são *que* (4), *em modo que* (4) / *ẽ modo que* (1), *em maneira que* (1) e *emtãto que* (2).

A conjunção *que* combina-se três vezes com o advérbio *tão* e com o pronome *tal*. A construção apresenta dois membros, o primeiro constituído pela oração principal com *tão* ou *tal* e o segundo constituído pela oração consecutiva introduzido pela conjunção *que*. Esta indica a consequência do que foi declarado na oração anterior: «*tã* sobejamẽte se agraua ha natureza *que* nõ sinte sy ser ferida nẽ emferma»; «escapey de *tal* pestilẽcia, *que* os meos cõpanheiros nõ podiã creer»; «e por serẽ assi podres causam *tal* fedor e doẽça *que* muyto empeçe». Num outro contexto, a conjunção *que* combina-se com a expressão *em toda maneyra*, sendo *em toda* de algum modo equivalente ao pronome *tal*: «E por ysso te digo que *em toda maneyra* te guardes *que* nõ reçebas do baffo de outrẽ».

As locuções *em modo que* e *em maneira que*, atualmente representadas pelas locuções *de modo que* e *de maneira que*, indicam a consequência do que foi declarado na oração anterior, mas sem estarem combinadas com o advérbio *tão* ou o pronome *tal*: «do alto verão se muda a manhaã muytas vezes, *em modo que* de manhaã pareçe chuuosa e chea de neuoa, e depois vẽtosa»; «caladamẽte traz a peçonha ao coraçã e aos outros mẽbros speciaaes, *em modo que* escassamẽte pode nẽhũa herua tal peçonha reuogar»; «tal desejo se deue reuogar e impedir per alguũ andar em jardijs ou em campos, *em modo que* o sõno natural se possa tomar por hũa hora despois de comer»; «a peçonha intrinseca pertorua o sprito vital, *em modo que* sempre deseja folgança»; «Segũdo sinal he quando ẽ tal estio muytas vezes escureçẽ, ou pareçẽ escureçer os dias *ẽ modo que* pareçe que quer chouuer e nõ choue»; «e assi dos outros lugares em os quaaes apareçer a apostema, *em maneira que* sempre se mingue o sangue per modo cõtrayro». Estas locuções são a tradução de diversas expressões latinas, nem todas com valor consecutivo: *ita quod* (2), *vt*, *et sic*, *sic quod* e *et*.

A locução *emtãto que* (2) é equivalente a *em modo que* ou *em maneira que*, sendo a tradução das expressões latinas com valor consecutivo *ita quod* e *ita vt*: «e as vezes proçede da rayz jnferior, *emtãto que* senssualmẽte pareçe aos homẽs mudança do aar»; «e assy corrupto feere ho coraçõ, *emtãto que* ha natureza he por muytas manejras agrauada».

A conjunção final *pera* (3) tem uma presença pouco significativa. Em dois contextos, vem antecedida do verbo *ser* e seguida do verbo *temer* no infinitivo, sendo a tradução da expressão latina *timendum est*: «e emtã se isto mujto durar *he pera temer* de vijr grande pestilençia»; «Quãdo ergo estes signaes apareçerẽ, *he pera temer* grãde pestilẽcia». No outro contexto, antecede o verbo *receber*, também no infinito: «teẽ os corpos mais dispostos *pera reçeber ha pestilẽcia*». Esta última parte é a tradução livre do complemento circunstancial de fim *ad morbum*.

A conjunção integrante *que* introduz orações subordinadas integrantes ou completivas, antecedidas de verbos declarativos, volitivos, sensitivos ou com outras atribuições semânticas. Os declarativos são os mais frequentes, destacando-se o verbo *dizer*: *digo que* (6); *digo te que* (1); *digo breuemẽte que* (1); *diz Auiçena que* (1); *dito he que* (1); *prometo te que* (1); *respondo que* (1); *rogo mujto que* (1); *notar que* (2). Dos sensitivos, estão representados os verbos *ver*, *parecer*, *conhecer* e *crer*: *veẽ que* (1); *veemos que* (1); *vejas que* (1); *pareçe que* (1); *pareçer que* (1); *conheça que*; *creer que* (1). Dos volitivos, está representado apenas o verbo *querer*: *querẽ que* (1); *queria antes que* (1). O verbo *ser*, com o significado de *acontecer*, tem três ocorrências: *he assy que* (1); *he que* (1); *podera ser que* (1). A locução verbal *ser necessário* ocorre duas vezes: *he neçessario que* (1), *se for neçessario que* (1), tradução das expressões latinas *necesse est quod* e *si autem necesse fuerit vt*. No latim clássico, a locução verbal *necesse est* introduz uma oração infinitiva e não uma oração integrante.

As conjunções e locuções temporais são *quando* (10) / *quãdo* (8), *antes que* (1), *despois que* (1), *atee que* (2) e *em quanto* (1).

Mais de metade das ocorrências da conjunção *quando* (10) encontra-se no primeiro capítulo, que trata dos sinais da peste: «Primeiro *quando* em huũ dia do estio e do alto veraão se muda a manhaã muytas vezes, em modo que de manhaã pareçe chuuosa e chea de neuoa»; «e prinçipalmẽte *quando* he ho vento meridional»; «Segũdo sinal he *quando* ẽ tal estio muytas vezes escureçẽ, ou pareçẽ escureçer os dias»; «Tercio he *quando* ha hy muytas moscas em ha terra»; «Quarto sinal he *quando* ha cometa pareçe voar»; «*quando* ha cometa apareçe acõteçẽ mortes de gẽtes»; «Quinto sinal, he *quando* se fazẽ mujtas relãpados e trouoadas»; «Da rayz superior e jnferior jũtamẽte proçede *quando* da jmpressam celestrial corrõpẽte ho aar»; «Sexto sinal he *quãdo* veẽ muytos vẽtos do meo dia»; «*Quãdo* ergo estes signaes apareçerẽ, he pera temer grãde pestilẽcia». As restantes (8) encontram-se ao longo do texto: «os medicos prudẽtes *quãdo* visitã os enfermos deuem de star afastados delles»; «boõ he ao saão em tempo da pestilençia *quãdo* vẽta vento sul estar em casa por todo o dia»; «E *quãdo* assi for que cõpanhia e ajũtamẽto de pouoo se euite»; «de manhaã *quãdo* se alguũ aleuãtar logo coma da aruda»; «Estantes ergo assi estas cousas *quãdo* se homẽ sente ser tocado da peçonha pestilẽçial»; «*quãdo* alguũ teuesse tal apostema que soruesse em si toda a triaga»; «Da parte do agẽte *quando* aquella jnfluençia sobre celestial mays dereytamente fere e sguarda aquelle ou aqueloutro»; «Itẽ *quando* apostema primeyro apareçer, tome auelaãs».

O verbo da oração temporal está no presente do indicativo, excepto em cinco casos. Num deles, está no pretérito imperfeito do conjuntivo: «*quãdo* alguũ *teuesse* tal apostema que soruesse em si toda a triaga». Nos outros quatro, no futuro do conjuntivo: «*Quãdo* ergo estes signaes *apareçerẽ*, he pera temer grãde pestilẽcia»; «E *quãdo* assi *for* que cõpanhia e ajũtamẽto de pouoo se euite»; «de manhaã *quãdo* se alguũ *aleuãtar* logo coma da aruda»; «Itẽ *quando* apostema primeyro *apareçer*, tome auelaãs». A conjunção *quando* apresenta nestes casos um valor condicional, podendo nalguns deles ser substituída pela conjunção *se*.

As locuções *antes que* (1), *despois que* (1), *atee que* (2) e *em quanto* (1) têm uma presença pouco significativa. *Antes que* e *despois que* contrapõem-se, sendo que a primeira se refere a um momento antes da ação e a segunda a um momento posterior à ação: «E todas estas cousas se façam se homẽ nõ dormir *antes que* conheça que tem apostema»: «e *despois que* a vea for ferida ou aberta aproueyta muyto tomar muyto prazer». A locução *atee que* introduz um valor temporal durativo[1], limitado por duas ações: «este em casa *atee que* saya o sol»; «e pisa todo muyto bem *atee*

[1] Alguns autores inserem *até que* no conjunto das locuções subordinadas consecutivas.

que vejas que quer pareçer que say destas cousas assy pisadas augoa». A locução *em quanto* também tem valor durativo: «toda multidom de pouoo e comunidade em tal tempo se deue de euitar *em quanto* for possiuel». O verbo da oração temporal encontra-se no conjuntivo em quase todos os contextos em que estas locuções ocorrem.

Marcadores adverbiais

Os principais marcadores adverbiais existentes no texto são os seguintes:

Tipo	Advérbios e locuções adverbiais
Tempo	agora (1); ajnda (2); ante de, ãte de (1); antes do (1); çedo (1); depois do (1), despois de (4), despois do (2); emtã (4), emtam (2), emtõ (5), emtom (1); finalmẽte (1); ja (1); logo (6); primeiramente (1), primeiramẽte (1), primeyramẽte (1); sempre (10)
Lugar	abayxo (1); açerca da (2), açerca das (5), açerca do (6); aqui (2); daly (1); da qui (1); da parte de (1), da parte do (3); por parte do (2); de bayxo de (1), de bayxo do (3), de bayxo dos (1); de çima dos (1); de dentro (1); de fora (1); ẽçima da (1); fora (4); hi (2), hy (2); pera antre (1)
Modo	asinha (2), azinha (1); bẽ (2), bem (5); como (1); em cõtrayro (1); em special (2); advérbios em -mente
Quantidade	ameude (7); assaz (1); mais (10), mays (5); mujto (3), muyto (23); muy (4); pouco (3); quanto (1), quãto (4)
Dúvida	pela vẽtura (1), pella ventura (1), pella vẽtura (1), polla ventura (1)
Exclusão	soo (1); soomẽte (1)

Os advérbios de tempo, de lugar, de modo e quantidade são os mais frequentes. A sua frequência é idêntica aos textos em Língua Portuguesa da época. Daremos especial destaque aos de tempo e de lugar.

Os advérbios de tempo *agora, já* e *cedo* ocorrem apenas uma vez. O primeiro, que remete para o momento em que a frase é enunciada, é a tradução do advérbio latino *nunc*: «Vistas as causas da pestilẽcia, *agora ajamos* de veer per que modo e como se deue homẽ de guardar da pestilẽcia». O segundo, que remete para uma ação realizada anteriormente com consequências no presente, não tem correspondência no texto latino, derivando etimologicamente de *iam*: «o homẽ *ja* apeçonhẽtado em todas as horas *teẽ* grãde desejo de dormir». O advérbio *cedo*, que no contexto refere uma ação que se deve realizar antes do tempo próprio, vem antecedido do advérbio *mais* e é a tradução de *citius*: «porque a apostema *mais çedo* e milhor *seja* madura e *seja* rompida façase meezinha em tal maneira». Os três advérbios são seguidos do verbo no presente, dois no conjuntivo e um no indicativo.

O advérbio *ainda* ocorre duas vezes e é a tradução do advérbio latino *immo* (no texto incunabular *ymo*), com o significado de *ainda mais, mas pelo contrário*. O tradutor português verteu o advérbio latino como *mas ajnda* e *mais ajnda*: «*mas ajnda* tã sobejamẽte se agraua ha natureza que nõ sinte sy ser ferida nẽ emferma»; «*mais ajnda* digo que em o tẽpo pestilençial nẽhuũ nõ deue de star em ajũtamento do pouoo».

As locuções adverbiais *ante de* (2) e *antes de* (1) designam uma ação realizada num tempo anterior a outra e opõem-se à locução *depois de*. A primeira, seguida do verbo no infinitivo, é a tradução do advérbio latino *ante*: «ha de beber hũa bõa vez de vinho ou çerueja *ante de dormir*» (*ante dormitionem*); «Façase ergo a sangria em a vea destra ou seestra *ãte de comer*» (*ante comestionem*). A segunda é seguida do substantivo *meo dia* e é a a tradução da preposição latina *infra* que rege acusativo: «e sempre *antes do meo dia* sera em continuo mouimento» (*infra medium diem*).

As locuções adverbiais *depois de* (1) e *despois de* (6) designam uma ação posterior a outra e são a tradução, excepto em dois contextos, da preposição latina *post* que rege acusativo. Em quatro contextos, são seguidas do verbo no infinitivo: «logo *despois de comer*, se alguũ teuer desejo de dormir, que tal desejo se deue reuogar e impedir» (*post comestionem*); «o sõno natural se possa tomar por hũa hora *despois de comer*» (*post comestionem*); «e logo *despois de comer* tem desejo de dormir» (*post prandium*); «E se pella ventura sentir chagas *despois de dormir*, emtõ ha de menuyr o sangue» (*post dormitionem*). Em três contextos, são seguidas de substantivo: «estam pera o sul atee hũa hora *depois do meo dia*» (*ad horam primam*); «*E despois do sangue* menuido (expressão ausente no texto latino) se for muyto fraco emtom podera dormir *despois do meo dia*» (*post medium diem*). Destes contextos, há a destacar dois em que a frase com a locução vem acompanhada de um segundo termo iniciado pelo advérbio *então*: «E *despois* do sangue menuido se for muyto fraco *emtom* podera dormir»; «E se pella ventura sentir chagas *despois de* dormir, *emtõ* ha de menuyr o sangue».

O advérbio *então* (12) significa, numa boa parte dos contextos, *em tal caso, nessa situação, em vista disso*, remetendo para as consequências de uma ação que se realizou ou venha a ser realizada. Este valor de consequência nota-se particularmente nas frases com uma oração condicional: «e *se* homẽ nõ quiser cortar muytas veas jũtamẽte, *emtam* leyxe yr a vea aberta»; «E *se* pella ventura sentir chagas despois de dormir, *emtõ* ha de menuyr o sangue em a parte crucifixa»; «E *se* apareçer a apostema de bayxo do braço direyto, *emtõ* façase como dito he do braço esquerdo»; «E [*se*] ysto nõ poder auer *emtã* coma paão ou hũa sopa molhada em vinagre»; «e *emtã se* isto mujto durar he pera temer de vijr grande pestilençia». Nestes contextos, excepto no terceiro, *então* é a tradução do advérbio latino *tunc*. Há uma frase, com uma oração temporal, em que o valor de consequência é também evidente: «E *quãdo* assi for que cõpanhia e ajũtamẽto de pouoo se euite, *emtam* huse homẽ dos remedios abayxo scriptas». Aqui *então* é também a tradução de *tunc*.

Nos restantes casos em que ocorre o advérbio, não há correspondência direta com o texto latino. Ou não está presente, sendo pois um acrescento do tradutor para dar mais coesão à frase, ou é a tradução de outra palavra, como *autem*, *unde* e *deinde*: «*porque emtõ* obra milhor em o homẽ»; «*porque emtã* pareçe ho aar ser empeçonhẽtado»; «andaua de casa em casa curãdo ẽfermos por causa da minha pobreza, e *emtã* leuaua cõmigo huũa sponja» (*vnde*); «e *emtõ* a peçonha espalha se per os mẽbros de toda parte» (*autem*). Nestes casos, o significado é *naquele momento*. No contexto em que *então* traduz o advérbio latino *deinde*, o seu significado passa a ser *em seguida*: «pisa todo muyto bem atee que vejas que quer pareçer que say destas cousas assy pisadas augoa ou çumo; *emtõ* toma aquelle çumo e mistura ho cõ leyte de molher».

Os advérbios de lugar *aqui* (2), *da qui* (1) e *daly* (1) são a solução para a tradução de diferentes expressões latinas. *Aqui* traduz as expressões *circa hec* e *infra*: «*Aqui* se mouẽ duas questões» (Sed *circa hec* mouentur due questiones); «e façase tãbem cõ fumo de boõas heruas *aqui* scriptas» («Fiat etiam cum fumigatione herbarum *infra* scriptarum»). O advérbio *da qui* faz parte da expressão *e da qui veẽ que* e traduz a expressão latina *ex ista causa*: «e *da qui* veẽ que em tal ca[u]sa como esta morrẽ os homẽs» («*Ex ista causa* etiam contingit quod aliqui moriuntur in illa domo vbi talia contingunt»). *Daly* traduz o advérbio *inde*: «e *daly* proçedẽ febres pestilẽçiaes» («*Inde* etiam procedit febris pestilentialis»).

O advérbio *hi* (2), *hy* (2), que corresponde ao atual *aí* (do latim *ibi*), vem sempre antecedido da terceira pessoa do singular do presente do indicativo do verbo *haver*: «e em special donde *ha hi* corpos mortos e podres»; «e tãbem donde *ha hi* podridõ de agoas e fedor dellas»; «sem o qual nõ *ha hy* saude»; «Tercio he quando *ha hy* muytas moscas em ha terra». A construção *ha hi, ha hy* não tem correspondência com o texto latino.

O advérbio *fora* ocorre quatro vezes. Apenas num caso é a tradução do advérbio *extra*: «milhor he estar em casa que andar *fora*» («melius infra domum manere videtur quam *extra*»). Nos restantes, não tem correspondência com o texto latino. A ideia de lugar exterior é dado pelos verbos *eijcit* (de *ejicio*, fazer sair), *depelluntur* (de *depello*, expulsar, tirar de), e *expellit* (de *expello*, expelir, lançar fora): «alimpe da freuma e lãça *fora* os maaos humores» («a phlegmate purget et malos humores *eijcit*»); «e estes maaos humores se lançã *fora*» («et isti mali homores *depelluntur*»); «a triaga lãça a peçonha *fora*» («nam ipsa tyriaca venenum *expellit*»).

No *Regimento*, surgem alguns marcadores espaciais de estrutura complexa. Referimo-nos especificamente a marcadores formados a partir dos substantivos *parte* e *cima*, do adjetivo *baixo* e dos advérbios *dentro*, *fora* e *cerca*.

Formados a partir do substantivo *parte*, temos *da parte de* (4) e *por parte de* (2). O Dicionário Houaiss refere estes dois marcadores, indicando-os como sinónimos, com a significação de *a mando de*, *recomendado por*. No entanto, nos contextos em que aparece no *Regimento*, o significado é bastante distinto: «e prinçipalmẽte quando he ho vento meridional, ou *da parte de* estrela do Sul»; «e mayormẽte se veẽ *da parte do* meo dia»; «*Da parte do* agẽte quando aquella jnfluençia sobre celestial mays dereytamente fere»; «*Da parte do* paciẽte que aquelle he mays desposto aa morte que aqueloutro»; «digo que esto pode aqueçer por duas causas .s. *por parte do* agẽte e *por parte do* paçiẽte». Aqui os marcadores designam o lado ou a posição, geográfica ou não, donde vem ou onde se origina alguma coisa.

Formados a partir do substantivo *cima*, temos *de çima de* (1) e *ẽçima de* (1), com a significação de, respetivamente, *da parte mais alta de* e *sobre*. Os contextos são os seguintes: «acõteçe a pestilẽçia por virtude dos corpos *de çima dos* çeos»; «põlho *ẽçima da* apostema».

Formados a partir do adjetivo *baixo*, temos *abayxo* (1) e *de bayxo de* (5). Estes marcadores contrapõem-se aos marcadores *acima* (não representado no texto) e *de çima de*. *Abayxo* é a tradução do advérbio *infra* e *de bayxo de* a tradução da preposição *sub*: «emtam huse homẽ dos remedios *abayxo* scriptas» (*infra scriptis*); «e sente *de bayxo de* frio grãde quẽtẽtura» (*sub frigore*); «logo sentira apostema *de bayxo dos* braços» (*sub brachijs*); «E se pella vẽtura naçer a apostema *de bayxo do* braço direyto, sangre se em ho meo daquelle braço» (*sub brachio dextro*); «Se *de bayxo do* braço seestro ou esquerdo, sangrese em ha vea meaã» (*sub sinistro*); «E se apareçer a apostema *de bayxo do* braço direyto, emtõ façase como dito he do braço esquerdo» (*sub brachio dextro*).

Ao advérbio *fora* contrapõe-se o advérbio *dentro*, com o sentido de localização interior ou exterior. Através destes advérbios constroem-se os marcadores *de dentro* (1) e *de fora* (1). No *Regimento*, há um exemplo de cada um deles: «porque assi jndirãçe as cousas *de dentro*»; «porque tal apostema lança o mal *de fora* e faz o homẽ ser muyto saão». Neste último contexto, o marcador é utilizado com ambiguidade. O tradutor pretendia dizer que o apostema lança o mal *para fora*. «Apostema est malum expellens», diz o texto latino.

Formado a partir do advérbio *cerca* (do latim *circa*, à roda de), temos o marcador *açerca de* (13). Em doze dos contextos, significa *à volta de, à roda de, ao pé de, perto de*, introduzindo complementos circunstanciais de lugar: «nos veemos que da priuada que esta *açerca da* camera»; «E se pela vẽtura apareçer *açerca da* orelha, façase a sangria de çephalica daquelle meesmo lado»; «sentira apostema de bayxo dos braços, ou *açerca das* partes vergonçosas, ou *açerca das* orelhas»; «E se *açerca das* partes vergonçosas, sangre se em o pee»; «E se polla ventura for *açerca das* espadoas, mĩguaras o sangue cõ ventosas»; «em a vea que he *açerca do* dedo mais pequeno»; «sangre se em o pee daquelle mesmo lado *açerca do* calcanhar»; «seja sangrado em a vea de çephalica *açerca do* dedo polegar»; «ou na maão daquelle meesmo lado *açerca do* dedo menor»; «ou da vea que he *açerca do* dedo menor, ou *açerca do* articulo». Num contexto apenas, significa *sobre*, introduzindo um complemento circunstancial de assunto: «e daly proçedẽ febres pestilẽçiaes, *açerca das* quaaes muytos medicos sã emganados».

Finalmente, temos o marcador *pera antre* (1)[1], atual *perante*, com a significação de *na presença de, diante de*: «e estas cousas prestã *pera antre* pouoo».

---

[1] Este marcador foi bastante utilizado nos textos portugueses medievais, merecendo um estudo aprofundado, quer no que diz respeito às variantes, quer no que diz respeito à sua função discursiva.

4. Léxico

4.1. Latinismos, helenismos e arcaísmos

Os latinismos e os helenismos (por via latina) são abundantes no texto. Entre eles, destacam-se: *aloes*; *amforismos*; *apotecayros* (forma erudita de *boticairo*, originada na forma latina *apothecarius*); *apostema, aromatico, artamija, articulo, autẽtico, canfortatiuas, canone, cassiafistola, celestial, çephalica, çerebro, colhares, cometa, corrupçõ, corrupto, corruptos, coyto, cristel, cuminhos, enfermos, epatica, ergo, espargida, estio, fisico, flama, fluxu, freuma, infirmidade; influencia, intrinseca, junipero, meridional, metauros, morbo, opilados, orizonte, paciẽte, pedica, pestilencia, pestilencial, pronosticos, serpillo, siligẽ, sponja, triaga, uberiorgano* e *ysope*.

Os arcaísmos, pouco abundantes, são os seguintes:

– Formas verbais: *aqueçer* (forma do verbo *acaecer*, o mesmo que *acontecer*); *delida* (forma do verbo *diluir*); *çarrã, çarradas, çarrados* (formas do verbo *çarrar*, o mesmo que *cerrar*); *este, estẽ* (o mesmo que *esteja* e *estejam*, formas do verbo *estar*); *leyxe* (forma do verbo *leixar*); *menuido, menuyr* (formas do verbo *menuir*, do lat. *minuere*); *trouuer* (forma do verbo *trazer*); *esguardã, sguarda* (formas do verbo *esguardar*); *ensanha* (forma do verbo *ensanhar*, o mesmo que *enfurecer*); *filha* (forma do verbo *filhar*, o mesmo que *agarrar*); *quita, quitar* (formas do verbo *quitar*, o mesmo que *tirar*).

– Substantivos: *apetito; speçias.*

– Adjetivos: *soterranhos; vergonçosas.*

– Advérbios: *asinha / azinha*; *hi / hy*; *muy.*

– Preposições: *ante; amtre / antre; per; pera; pola / polla; pollo.*

– Conjunções e locuções conjuncionais: *empero; pera; emtãto que; pera antre.*

4.2. Formação de palavras por prefixação e sufixação

No Português Médio, o processo de formação de palavras através da prefixação e da sufixação[1] era bastante frequente. Muitas das palavras derivadas por sufixação que ocorrem no texto passaram diretamente do Latim ao Português, com algumas adaptações fonéticas. Outras, porém, são típicas do Português. Assim, temos *multidão* (do lat. *multitudine-m*) e *podridão* (do port. *podre*); *impedimẽto* (do lat. *impedimentu-m*) e *apodrentamento* (do port. *apodrentar*); *gloriosa* (do lat. *gloriosus, a, um*) e *poderoso* (do port. *poder*).

Palavras derivadas por sufixação, temos:

-airo: *apotecayros; boticairo; boticayro; cõtrayra; cõtrayro.*

-al e -el: *celestial / celestrial; corporal; cruel; meridional; natural; pestilẽçiaaes / pestilẽçiaes / pestilençiaaes; pestilẽçial / pestilencial / pestilençial; possiuel; prinçipaes; quaaes; qual; signaaes / signaes; sinal; speciaaes; special; taaes / taes; tal; vitaes; vital.*

-ança: *abastança; folgança; mudança; segurãça.*

-ção: *coraçã / coraçam; coraçõ / coraçom; corrupçõ; cõseruaçã / cõseruaçam; desposiçã; jndisposiçã; reformaçã; resoluçã; ymaginaçam.*

-dade: *çidade; cõformidades; comunidade; infirmidade / jnfirmidade; infirmidades / jnfirmidades; qualidade; quãtidade; Trijndade; vẽtosidades; ydade.*

-eiro: *cõpanheiros; derradeyro; dianteira; neuoeiro; primeiro; primeyra; primeyro; terçeyro.*

-ença: *corrença; pestenẽça / pestenença.*

-encia: *penitencia; pestilẽcia / pestilencia / pestilençia; pestinẽçias.*

-idão: *multidom; podridã / podridõ / podridom.*

---

[1] Acerca das regras deste processo, *vide* Graça Maria Rio-Torto (1998), *Morfologia Derivacional*, pp. 109-132.

-mento: *ajũtamento / ajũtamẽto; apodrentamento; apareçimẽto; impedimẽto; inchamento / inchamẽto; mantijmẽto; mantijmentos / mantijmẽtos; minguamento; mouimento / mouimẽto; regimento / regimẽto; retardamẽto; salseamentos.*

-mente: *breuemẽte; caladamẽte; çertamente; comuũmente; dereytamente; escassamẽte; finalmẽte; fortemente; humildosamẽte; jũtamente / jũtamẽte; ligeyramente / ligeyramẽte / lygeyramẽte; mayormẽte; naturalmente / naturalmẽte; primeiramente / primeiramẽte / primeyramẽte; prinçipalmẽte; seguramẽte; senssualmẽte; sobejamẽte; superficialmẽte; temperadamẽte / tẽperadamente.*

-oso: *amargosa; cheyrosas; chuuosa; chuuoso; cõtagiosas; gloriosa; jnpidoso; poderoso; proueitoso / proueytoso; proueytosa; vergonçosas; vistosos.*

-tura: *creatura; mistura; queẽtura / quẽtẽtura.*

Três verbos formados a partir do adjetivo *peçonhento* merecem especial destaque: *apeçonhentar* (*apeçonhẽtados, apeçonhẽte, apeçonhẽtado*); *empeçonhentar* (*empeçonhentado / empeçonhẽtado, ẽpeçonhẽtã, ẽpeçonhẽtados*); e *peçonhentar* (*peçonhẽtado*). Os dois primeiros derivam por prefixação e sufixação (a que se dá o nome de parassintéticos) e o último apenas por sufixação.

Destacamos mais dois, também derivados por prefixação e sufixação, um formado a partir do adjetivo latino *putrens, entis – apodrentar*; outro do substantivo *sanha – ensanhar* (*ensanha*).

Três verbos, além do verbo *apeçonhentar* já referido, apresentam o prefixo *a-*: *alevantar* (*aleuãtar*), *alimpar* (*alimpar, alimpe*) e *asobejar* (*asobeja*). O prefixo *a-* desapareceu no uso atual destes verbos, embora perdure em realizações orais de contextos dialetais.

O verbo *assutilizar* (*asutileze*) deriva por circunfixação do substantivo *subtileza* e o verbo *enfraquecer* (*emfraqueçe, emfraqueçer*) deriva por circunfixação do adjetivo *fraco*. Em ambos os casos, o processo de curcunfixação descreve a adjunção simultânea de um operador descontínuo, de tipo *a-... / en-... -iz- / -ec-* «a uma base, dando origem a um produto heterocategorial» (Rio-Torto 1998: 214). Os segmentos iniciais *a- / en-* e os segmentos fi nais *-iz-/ -ec-* deixam de ter o estatuto de verdadeiros prefi xos e sufixos, para adquirirem o de constituintes circunfixais, os primeiros ocorrendo em posição prefixal, e os outros em posição sufixal (cfr. *Ibidem*). A adjunção de ambos os segmentos é simultânea e a informação semântica por eles aduzida não é descontínua e autónoma, como ocorre, por exemplo, em *ensanhar* (de *sanha*) ou *apodrentar* (de *putrente-*).

4.3. Campos lexicais

Algum vocabulário, especialmente na classe dos substantivos, pode reunir-se em diversos campos lexicais[1]. Os principais campos lexicais do texto são quatro e relacionam-se com a temática central da obra: plantas e frutos medicinais, alimentação, prática médica e corpo humano.

– Campo lexical das plantas e frutos medicinais:

Português	**Latim**
açafram	crocus, crocum
alhos	allium
alosna	absimthij
arruda, aruda	rutam, rute
artamija	arthimesie
auelaãs	auellanas
baga de louro	baccelauri
barba jouis	barbam iouis
canela	cinamomum
cassiafistola	cassiafistis
chãtagem, chãtagẽ	plantago, plantaginem
çirejas	cerasa

[1] Para a elaboração dos campos lexicais, seguimos de perto a caracterização que Mário Vilela faz dos mesmos nas obras: *Estruturas Lexicais do Português*, Coimbra, Livraria Almedina, 1979, pp. 60-62; *O Léxico da Simpatia*, Porto, Instituto Nacional de Investigação Científica, 1980, pp. 217-219; e *Estudos de Lexicologia do Português*, Coimbra, Livraria Almedina, 1994, pp. 33-36.

cuminhos	ciminum
figos	ficus
folhas de sabugo	folia sambuci
folhas de vinhas	folijs vitis
froles de heruas cheyrosas	flores muscatorum
fructo, fructos	fructus
gingiure	zanziber
herua, heruas	herba, herbarum, herbis
junipero	iuniperi
lenho de aloes	ligni aloes
maçaã	pomo
mostarda	sinapum
noz nozcada, nos nozcadas	nuces gallicas
perexil	petrocilmum, petrosilium
pero	piro
pigmẽta	piper
piseo	pisi
romaãs	mala granata
salua	saluiam
serpillo	serpillum
siligẽ	siligine
vberiorgano	vberiorgani
ysope	hyssopi

Neste campo, constatamos que 26 dos termos usados no texto português, não só são a tradução direta do termo latino, como derivam etimologicamente dele (Exemplo: *serpillum* > *serpillo*). Apenas nove não têm correspondência etimológica: *crocus, crocum / açafram; absimthij / alosna*; *cinamomum / canela*; *flores muscatorum / froles de heruas cheyrosas*; *pomo / maçaã; sinapum / mostarda; nuces gallicas / noz nozcada, nos nozcadas; piper / pigmẽta; mala granata / romaãs.*

– Campo lexical da alimentação:

Português	**Latim**
boõ manjar e bõa yguaria	bonum insuper ferculum
caldos	brodia
çerueja	ceruisia, ceruisiam
cousas azedas	fercula acetosa, omnia acetosa

çumo	[...]
despois de comer	post comestionem, post prandium
digestam, digestiões	digestionis, digestiones
hũa bõa vez de vinho ou çerueja	bonum haustum
manjares cozidos	cibaria bulita
mantijmentos, mantijmẽtos	cibi, cibis
polmes	pulmenta
potagios	acetola
sabor	sapor
salsa, salsas ou salseamentos	salsa
vinagre	aceto
vinagre rosado	aceto et rosis
vinho	vino, vinum

Neste campo lexical, a correpondência etimológica do vocabulário português com o latino é bastante reduzido. Apenas seis palavras ou expressões têm correspondência etimológica: *vino, vinum* > *vinho; salsa* > *salsa, salsas ou salseamentos; sapor* > *sabor; pulmenta* > *polmes; digestionis, digestiones* > *digestam, digestiões; ceruisia, ceruisiam* > *çerueja*. Nos restantes casos, ou a correpondência é incompleta, ou não existe.

– Campo lexical da prática médica:

Português	**Latim**
agoa rosada	aqua rosacea
apostema	apostema, apostemate, apostemati, apostematis
apotecayros	apotheca, apothecis
augua crara de rosas	aqua clara rosacea
boticairo, boticayro	[...]
chaga, chagua, chagas	apostemata
çirogiaães	chirurgici
correnҫa ou fluxu do ventre	fluxum ventris
cousas peçonhẽtas	venenosa
cristel	suppositorium
doẽça ou chaga	apostema
doẽte de pestilençia	patienti
door	dolorem

emprasto	emplastrum
enfermos, ẽfermo, ẽfermos	patiens, patientibus
febre, febres	febrem, febris
febres pestilẽçiaes	febris pestilentialis
fisico	medico
freuma	phlegmate
fumo de boõas heruas	fumigatione herbarum
humores	humores, humorum
humores vistosos [viscosos]	viscosis humoribus
inchamento, inchamẽto	superabundantia, repletio
infirmidade pestilencial, infirmidades pestilençiaaes	pestilentialis morbi, morbi pestilentiales
jnfirmidade	[...]
jnfirmidades pestilẽçiaes	morbi pestilentiales
leyte de molher	lacte mulieris
maaos humores, maos humores	mali humores, malis humoribus, malos humores
medico, medicos	medici, medico, medicis
meezinha, mezinhas, meezinhas	medicine, medicinis, medicamentum
molheres que som prenhes	pregnantibus
morbo	morbus
ourinas	vrinam
paciẽte, paçiẽte	patientis
peçonha	venenum
peçonha intrinseca	venenum intrinsecum
pestenẽça, pestenença, pestinẽçias, pestilẽcia, pestilẽçia, pestilencia, pestilençia	pestem, pestilentia, pestilentie
pirolas pestilẽçiaaes	pillule pestilentiales
queẽtura intrinseca	calor intrinsece
remedio, remedios	remedium
sangria	fleubothomia
saude	sanitatis
seruidores dos enfermos	infirmorum seruitores
signaes pronosticos	signis pronosticis
tẽpo de pestilẽcia	tempore pestilentiali
triaga	tyriaca, tyriacam
ventosas	ventosis

Neste campo lexical, constatamos que 29 dos termos usados no texto português, não só são a tradução do termo latino, como derivam etimologicamente dele (Exemplo: *tyriaca, tyriacam* >

triaga). Dezoito, ou não estão presentes no texto latino (Exemplo: *boticairo, boticayro*), ou não têm correspondência etimológica (Exemplo: *superabundantia, repletio / inchamento, inchamẽto*), ou esta não é completa (Exemplo: *morbi pestilentiales > jnfirmidades pestilẽçiaes*).

– Campo lexical do corpo humano:

Português	**Latim**
articulo	articulum
boca	os
braço, braços	brachio, brachij, brachijs
cabeça	caput, capitis
calcanhar	calcem
çerebro	cerebrum
coraçã, coraçam, coraçõ, coraçom	cor, cordis
corpo, corpos	corpora, corpore, corporibis, corporis, corporum
dedo demostrador	indicem
dedo mais pequeno	paruum digitum
dedo menor	digitum minorem, minorem digitum
dedo polegar	pollicem
espadoas	scapulis
espinhaço	dorso
estamago	stomacho
figado	epate
maão, maãos	manu
meatos	meatum
mẽbros, membros	membra
narizes	nares
olhos	oculos
orelha, orelhas	aurem, aures
ouuido	auditum
parte crucifixa	parte crucifixa
partes vergonçosas	pudibunda
pee	pede
pescoço	collo
poros	pororum
sangue	sanguinem, sanguinis
[vea] basilica	basilica
vea [...] pedica grãde	pedicam magnam
vea de çephalica, çephalica	cephalica

vea destra ou seestra	basilica dextra vel sinistra
vea epatica	epatica
vea meaã, a meaã, meaã	mediana, medianam
vea, veas	basilica, basilice vena, venam, vene, venas, venis
ventre, vẽtres	ventris

Neste campo lexical, constatamos que apenas sete dos termos usados no texto português não derivam etimologicamente do termo latino que traduzem: *collo / pescoço; indicem / dedo demostrador*; *pudibunda / partes vergonçosas; epate / figado; dorso / espinhaço; scapulis / espadoas; os / boca*. Em dois casos, a correspondência é apenas parcial: *pedicam magnam / vea [...] pedica grãde; paruum digitum / dedo mais pequeno*.

4.4. Definições de tipo lexicográfico

Diz Telmo Verdelho que «a preocupação lexicográfica subjaz a toda a atividade textual na Idade Média, e revela-se sobretudo nos denunciados processos de acesso à significação que entretecem permanentemente os textos desta época» (1995: 169). A escrita em vernáculo «receava a ambiguidade e a incompreensão resultante do desconhecimento do vocabulário. Não havia património escrito, nem memória textual onde o leitor pudesse familiarizar-se com o especializado e forçosamente mais amplo vocabulário da escrita. Nem havia dicionários quotidianos disponíveis para acompanhar a leitura individual» (*Ibidem*). É desta forma que a escrita «tinha de facilitar o acesso à significação, oferecendo uma larga margem de informações redundantes e de processos de autodecifração» (*Ibidem*). Telmo Verdelho chama a este processo *lexicografia implícita*.

No *Regimento*, podem encontrar-se algumas passagens que revelam a preocupação do autor e do tradutor em apresentar definições de tipo lexicográfico a fim de melhorar a compreensão de um termo anteriormente referido e que pode causar alguma perplexidade ao leitor. No texto português, os principais recursos sintáticos que servem para as introduzir são dois: o *.s.* (abreviatura da advérbio latino *scilicet*, que significa *ou seja*) e a conjunção *ou*.

As definições de tipo lexicográfico nem sempre coincidem no texto latino e no texto português. Nos três exemplos que apresentamos em seguida, onde é utilizada a abreviatura *.s.*, nota-se que o tradutor sentiu necessidade de explicitar alguns termos. Essa explicitação está ausente da versão latina:

Latim	**Português**
et precipue venientia a parte meridionali.	e mayormẽte se veẽ da parte do meo dia *.s. do sul.*
an tales morbi pestilentiales sint contagiosi.	taaes jnfirmidades pestilẽçiaes sam cõtagiosas *.s. se se apegã.*
sol operitur	ho sol se cobre *.s. de nuueẽs*

Há correspondência num caso apenas, sendo que na versão latina a abreviatura utilizada é *.i.* (*id est*) e na portuguesa *.s.* (*scilicet*):

Latim	**Português**
in epatica *.i. in vena circa paruum digitum.*	na vea epatica *.s. em a vea que he açerca do dedo mais pequeno.*

A conjunção disjuntiva *ou* ocorre doze vezes em contextos de definições de tipo lexicográfico:

Latim	**Português**
Si autem sub sinistro fiat fleubothomia in mediana eiusdem brachij	Se de bayxo do braço seestro *ou esquerdo*, sangrese em ha vea meaã daquelle meesmo braço
et talis salsa valet, et omnem putrefactionem prohibet.	tal salsa he muyto boõa e destruye e quita *ou tira* toda podridom
precipue a vento meridionali.	e prinçipalmẽte quando he ho vento meridional, *ou da parte de estrela do Sul*
in pacientibus fluxum ventris.	em alguũ que teẽ correnҫa *ou fluxu do ventre.*
causatur morbus in homine	causa ho morbo *ou ha chagua* em ho homẽ
et talis morbus quandoque est febris	e tal morbo *ou jnfirmidade* as vezes he febre

Claudantur ergo fenestre	Fechẽ se ergo as frestas *ou genelas*
fenestre vero versus meridiem teneantur clause	as *genelas ou frestas* pera ho meo dia *ou pera ho sul* estẽ çarradas
ventus meridionalis qui naturaliter est infectiuus	e tãbem o vẽto meridional *ou sul*, o qual naturalmẽte apeçonhẽta
Subtilietur igitur domus per claram flammam	asutileze se a casa por clara chama *ou flama*
optima salsa pro diuitibus procuratur	busquẽ se pera os ricos muyto bõas salsas *ou salseamentos*
tyriaca, autem in vase penitus dissoluatur	a triaga seja delida em ho vaso *ou copo* em que ha tomares

Em nenhum destes contextos há correspondência entre as duas versões, sendo, no caso português, acrescentos para explicitar alguns dos termos utilizados: *seestro* ou *esquerdo; quita* ou *tira; vento meridional,* ou *da parte de estrela do Sul; corrença* ou *fluxu do ventre; morbo* ou *ha chagua; morbo* ou *jnfirmidade*; etc.

Há um caso em que a definição de tipo lexicográfico é introduzida pela expressão *que he* (pronome relativo + verbo ser), não havendo correspondência entre as duas versões:

Latim	**Português**
tunc fieri debet minutio in parte crucifixa	ha de menuyr o sangue em a parte crucifixa *que he a parte cõtrayra*

Conclusões

As características gráficas, fonéticas e morfossintáticas do *Regimento Proueytoso contra ha Pestenença* por nós analisadas inserem esta obra no Português Médio. A resolução de hiatos; o uso do grafema *v* com valor fricativo; a uniformização do ditongo nasal da terceira pessoa do plural das formas verbais terminadas em *-am*; a contração ou não das preposições *em* e *per / por* com o artigo definido; o uso dos pronomes possessivos e do pronome demonstrativo *todo* acompanhados ou não do artigo definido; o uso do substantivo *homem* como pronome indefinido; o número significativo de latinismos e helenismos, que contrasta com o reduzido número de arcaísmos; a presença de definições de tipo lexicográfico; etc.; são disso prova.

Impressa na última década do século XV, muito provavelmente em 1495, há indícios, sobretudo no que diz respeito ao uso da próclise e da ênclise, de a obra poder ter sido traduzida na primeira metade do século XV, cerca de cinquenta anos antes da sua impressão. No entanto, os dados linguísticos que recolhemos e analisámos não são suficientes, por si só, para confirmar esta suspeita.

Porque muitas das suas características linguísticas se encontram em textos impressos em finais do século XV, como a *Vita Christi* (1495) e a *Estoria do muy Nobre Vespesiano Emperador de Roma* (1496), estas, tal como o *Regimento*, impressas por Valentim Fernandes em Lisboa, ou as *Constituições de D. Diogo de Sousa* (1497) e os *Evangelhos e Epistolas com suas Exposições em Romance* (1497), impressas por Rodrigo Álvares no Porto, é forçoso, pelo menos para já, pressupor-se que a tradução foi realizada não muito antes da sua impressão.

LEMATIZAÇÃO DO VOCABULÁRIO

A

a, *prep.* (do lat. *ad*). Formas: a (5)[1]. Contextos: «os corpos mays despostos *a* jnfirmidade e *a* morte sam os corpos quẽtes»; «E as speçias que comuũmente cõuem *a* comer».

à, *prep.* + *art.* (do lat. *ad illa-m*). Formas: aa (2); as (8). Contextos: «aquelle he mays desposto *aa* morte que aqueloutro»; «porque *as* vezes veẽ e proçede ha pestilencia da rayz superior».

abaixo, *adv.* (de *a* + *baixo*). Formas: abayxo (1). Contexto: «emtam huse homẽ dos remedios *abayxo* scriptas».

abastança, *subs.* (de *abastar*). Fartura, abundância. Formas: abastança (1). Contexto: «porque asobeja *abastança*».

abastar, *vb.* (do lat. *abastare*, este por sua vez do grego βαστάζω). Bastar, ser suficiente. Formas: abastẽ (1). Contexto: «E estas cousas *abastẽ* pera pestilẽçia».

abreviar, *vb.* (do lat. *abbreuiare*). Resumir, tornar breve. Formas: abreuiã (1). Contexto: «*abreuiã* seus dias e tẽpos da sua fim».

abrir, *vb.* (do lat. *apperire*). Descerrar, separar, afastar. Formas: aberta (2); abertas (1); abrã (1); abre (1); abrir (2). Contextos: «despois que a vea for ferida ou *aberta* aproueyta muyto tomar muyto prazer»; «muytas vezes teer as frestas pera ho norte ou pera o leuante *abertas*»; «porque *abre* os poros do homẽ e emtra atee o coraçã»; «se deue de sangrar e *abrir* a vea».

açafrão, *subs.* (do árabe *az-zá-afran*). Planta com aplicações medicinais. Formas: açafram (3). Contextos: «froles de heruas cheyrosas, e *açafram*»; «tomẽ cuminhos e *açafram* e misturẽ tudo cõ vinagre».

acender, *vb.* (do lat. *accendere*). Incendiar, pegar fogo. Formas: açeso (1). Contexto: «Em casa sempre este fogo *açeso*».

acerca de, *loc. adv.* (de *acerca*). À volta de, à roda de, sobre. Formas: açerca da (2); açerca das (5); açerca do (6). Contextos: «nos veemos que da priuada que esta *açerca da* camera»; «ou *açerca das* partes vergonçosas»; «em a vea que he *açerca do* dedo mais pequeno».

achar, *vb.* (do lat. *afflare*). Encontrar, dar com. Formas: acharas (3). Contextos: «as quaaes *acharas* aos apotecayros»; «e outro que chamã serpillo que *acharas* ao boticairo».

acontecer, *vb.* (do lat. *contingere*). Ocorrer, suceder, tornar-se realidade. Formas: acõteçe (3); acõteçẽ (1); acõteçer (1). Contextos: «esto

---

[1] O número entre parêntesis refere-se à frequência da palavra.

acõteçe muytas vezes»; Contextos: «quando ha cometa apareçe *acõteçẽ* mortes de gẽtes»; «e pode *acõteçer* cada dia».

acrescentar, *vb.* (do lat. *acrescens, entis*, part. pres. de *accrescere*, crescer). Tornar maior, aumentar. Formas: acreçenta (1). Contexto: «a pestilẽçia que veẽ per causa queẽte ameude se *acreçenta*».

afastar, *vb.* (talvez do castelhano antigo *fasta*, o mesmo que *hasta*). Desviar, distanciar. Formas: afastados (1); afastar (1). Contextos: «os enfermos deuem de star *afastados* delles»; «primeiro se deue o homẽ de *afastar* do mal».

agente, *subs.* (do lat. *agente-m*). O que actua. Formas: agẽte (2). Contextos: «por parte do *agẽte* e por parte do paçiẽte»; «Da parte do *agẽte* quando aquella jnfluençia sobre celestial mays dereytamente fere».

agora, *adv.* (de lat. *hac hora*). Nesta hora, neste momento. Formas: agora (1). Contexto: «*agora* ajamos de veer per que modo e como se deue homẽ de guardar da pestilẽcia».

agravar, *vb.* (do lat. *aggrauare*). Tornar mais grave, sobrecarregar, oprimir. Formas: agraua (2); agrauada (1); agrauado (1); agrauar (1). Contextos: «mas ajnda tã sobejamẽte se *agraua* ha natureza»; «ha natureza he por muytas manejras *agrauada*».

água, *subs.* (do lat. *aqua-m*). Formas: agoa (1); agoas (3); augoa (2); augoas (1); augua (1). Contextos: «coma da aruda lauada em *agoa* limpa»; «ha hi podridõ de *agoas* e fedor dellas»; «apareçẽ bõas ourinas e boõas *augoas*»; «e do vinho ou *augua* ou çerueja tomaras quãtidade de duas colhares».

água-de-rosas, *subs.* Formas: augua... de rosas (1). Contexto: «ou cõ *augua* crara *de rosas*».

aguar, *vb.* (de *água*, ou do lat. *aquari*). Molhar ou misturar com água. Formas: aguada (1); auguado (1). Contextos: «E tãbem a casa seja *aguada*»; toma se ergo duas vezes no dia com boõ vinho claro e *auguado*».

água-rosada, *subs.* Água perfumada de rosas. Formas: agoa rosada (1). Contexto: «que se laue a boca e os olhos e as maãos ameude cada dia cõ *agoa rosada* mesturada cõ vinagre».

aí, *adv.* (do lat. *ibi*). Nesse lugar. Formas: hi (2); hy (2). Contextos: «e em special donde ha *hi* corpos mortos e podres»; «sem o qual nõ ha *hy* saude».

ainda, *adv.* (do lat. *ad* + *inde*). Desde então, até agora, até este momento. Formas: ajnda (2). Contextos: «mas *ajnda* tã sobejamẽte se agraua ha natureza»; «mais *ajnda* digo que em o tẽpo pestilençial nẽhuũ nõ deue de star em ajũtamento do pouoo».

ainda que, *loc. conj.* Formas: ajnda que (1). Contexto: «*ajnda que* pigmẽta purga o çerebro da freuma».

ajuntamento, *subs.* (de *ajuntar*). Acto ou efeito de juntar; reunião. Formas: ajũtamento (1); ajũtamẽto (1). Contextos: «mais ajnda digo que em o tẽpo pestilençial nẽhuũ nõ deue de star em *ajũtamento* do pouoo»; «E quãdo assi for que cõpanhia e *ajũtamẽto* de pouoo se euite».

alegria, *subs.* (de *alegre*). Jovialidade, felicidade. Formas: alegria (2). Contextos: «E tãbem a *alegria* do coraçõ he gram remedio pera a saude do corpo»; «mas qualquer cõ muyto prazer e *alegria* sempre espere de muyto viuer».

alevantar, *vb.* (de *a + levantar*). Pôr em posição vertical, despertar. Formas: aleuãtar (1). Contexto: «de manhaã quãdo se alguũ *aleuãtar* logo coma da aruda lauada».

alguém, *pron. ind.* (do lat. *aliquem*). Alguma pessoa. Formas: alguẽ (1). Contexto: «sy se *alguẽ* sentir apeçonhẽtado».

algum, *pron. ind.* (do lat. *aliquem + unum > alicunu-m*). Um de entre dois ou mais, número indeterminado. Formas: algũas (2); alguũ (12); alguũs (2). Contextos: «Quero *algũas* cousas da pestenẽça que nos ameude fere»; «podera ser que *alguũ* delles sera apeçonhẽtado ou ferido»; «he boõ por *alguũs* dias mudar a camera».

alho, *subs.* (do lat. *alliu-m*). Bulbo de uma planta constituído por vários bulbilhos utilizado na culinária e na medicina. Formas: alho (1); alhos (1). Contextos: «ysso mesmo o *alho* posto»; «assi como sõ pigmẽta e *alhos*».

alimpar, *vb.* (de *a + limpar*). O mesmo que *limpar*; tornar limpo, retirar manchas, purificar. Formas: alimpar (1); alimpe (1). Contextos: «e *alimpar* o rostro e despois cheyrar as maãos»; «*alimpe* da freuma e lãça fora os maaos humores».

aloés, *subs.* (do lat. *aloes*, este do grego αλόη, ης). Planta, gel ou fibra extraídos da planta com o mesmo nome. Formas: aloes (1). Contexto: «e com lenho de *aloes* que he melhor de tudo».

alosna, *subs.* (do lat. *aloxina-m*, este do grego αλόη ὀξύνης, aloés azedo). O mesmo que absinto, uma planta aromática. Formas: alosna (1). Contexto: «e de *alosna* e ysope e arruda».

alto, *adj.* (do lat. *altus, a, um*). Elevado. Formas: alto (2). Contextos: «do *alto* veraão se muda a manhaã muytas vezes»; «e em special em o *alto* veraão».

amargoso, *adj.* (de *amargo*). Que tem sabor amargo ou acre. Formas: amargosa (1). Contexto: «melhor me pareçe soo a cousa *amargosa* que queẽtura»

ambos, *pron. ind.* (do lat. *ambos*, acusativo plural de *ambo, ae, o*). Um e outro; os dois de quem se fala. Formas: dãbos (1). Contexto: «e as vezes veẽ *dãbos* de dous».

Ámen, *interj.* (do lat. *amen*, este por sua vez do grego ἀμήν, baseado no hebraico). Interjeição utilizada no termo das orações cristãs e que significa *assim seja*. Formas: Amen (1). Contexto: «e da bẽta virgẽ Maria sua madre seja gloria e louuor pera sempre *Amen*».

amiúde, *adv.* (do lat. *adminutim*). Repetidas vezes, frequentemente. Formas: ameude (7). Contextos: «Quero algũas cousas da pestenẽça que nos *ameude* fere»; «e os que vaã *ameude* aos banhos».

andar, *vb.* (do lat. *ambitare*, formado a partir de *ambire*). Mover-se; estar (com funções de verbo auxiliar). Formas: andãdo (3); andar (6); andaua (1). Contextos: «toda maneyra tal como este euite o sõno e ysto em *andãdo*»; «a qual cousa nõ se faria se o homẽ andar em mouimẽto»; «porque *andaua* de casa em casa curãdo ẽfermos».

anforismo, *subs.* O mesmo que *aforismo* (do grego ἀφορισμός). Definição, sentença, preceito moral. Formas: amforismos (1). Contexto: «A segunda que assi como se escreue em o terçeyro liuro dos *amforismos*».

ante de, *loc. adv.* O mesmo que *antes de*. Formas: ante de (1); ãte de (1). Contextos: «ha de beber hũa bõa vez de vinho ou çerueja *ante de* dormir»; «Façase ergo a sangria em a vea destra ou seestra *ãte de* comer».

antes, *adv.* (do lat. *ante*). Em vez de. Formas: antes (2). Contextos: «por ysso nõ pareçe se neçessario mas *antes* jnpidoso»; «mas eu queria *antes* que quãdo alguũ teuesse tal apostema q*ue* soruesse em si toda a triaga».

antes de, *loc. adv.* Formas: antes do (1). Contexto: «e sempre *antes do* meo dia sera em continuo mouimento».

antes que, *loc. conj.* Formas: antes que (1). Contextos: «se homẽ nõ dormir *antes que* con*h*eça que tem apostema».

antre, *prep.* (do lat. *inter*). O mesmo que *entre*. Formas: amtre (1); antre (2). Contextos: «e assi guardando estas cousas seguramẽte entraras em pouoo ou amtre gẽte»; «espaçãdo huũ pouco antre ho comer e o dormir»; «da vea que esta *antre* o dedo demostrador e ho dedo polegar».

ao, *prep. e art.* Formas: ao (8); aos (7). Contextos: «Signaes pronosticos da pestilẽcia quãto *ao* presente pertẽçe»; «vay te *ao* boticayro»; «os que vaã ameude aos banhos»; «pareçe *aos* homẽs mudança do aar».

aparecer, *vb.* (do lat. *apparescere*). Tornar-se visível; comparecer; surgir. Formas: apareçe (1); apareçẽ (1); apareçer (6); apareçerẽ (1). Contextos: «quando ha cometa *apareçe* acõteçẽ mortes de gẽtes»; «e jsto porque *apareçẽ* bõas ourinas e boõas augoas»; «em a qual ha doẽça ou chaga *apareçer* se deue de sangrar e abrir a vea»; «Quãdo ergo estes signaes *apareçerẽ*, he pera temer grãde pestilẽcia».

aparecimento, *subs.* (de *aparecer*). Acto ou efeito de aparecer; aparição. Formas: apareçimẽto (1). Contexto: «e por isso diz ho verso poetico falãdo do *apareçimẽto* da cometa».

apeçonhentar, *vb.* (de *a* + *peçonhentar*). Deitar peçonha; Envenenar, contaminar. Formas: apeçonhẽta (2); apeçonhẽtado (10); apeçonhẽtados (1); apeçonhẽte (1). Contextos: «o qual naturalmẽte *apeçonhẽta*»; «sy se alguẽ sentir *apeçonhẽtado*»; «dos corpos apeçonhẽtados procedem humores»; «porque se nõ *apeçonhẽte* homẽ do aar *apeçonhẽtado*».

apegar, *vb.* (de *a* + *pegar*). Contagiar, contaminar. Formas: apegã (2). Contextos: «Se taaes jnfirmidades pestilẽçiaes sam cõtagiosas .s. se se *apegã*»; «taaes infirmidades pestilençiaaes sam cõtagiosas e *apegã* se muy asinha».

apetito, *subs.* (do lat. *appetitu-m*). O mesmo que *apetite*; desejo de. Formas: apetito (1). Contexto: «e prouoca o *apetito* de comer».

apodrentamento, *subs.* (de *apodrentar*). Acto ou efeito de apodrentar. Formas: apodrentamento (1). Contexto: «asobeja abastança e grãde inchamento tras *apodrentamento* dos humores».

apodrentar, *vb.* (do lat. *putrente-*). Apodrecer. Formas: apodrentar (1). Contexto: «o vẽto do sul teem em si duas causas de *apodrentar*».

apotecairo, *subs.* O mesmo que *boticário*. Formas: apotecayros (2). Contexto: «as quaaes acharas aos *apotecayros*».

apostema, *subs.* (do lat. *apostema-m*, este do grego ἀπόστημα). O mesmo que *postema*; abcesso, fleimão. Formas: apostema (16). Contextos: «e se alguũ se agrauar de *apostema* ou sentir agrauado»; «spere per huũ meo dia e logo sentira *apostema* de bayxo dos braços».

aproveitar, *vb.* (de *a* + *proveito*). Tornar útil. Formas: aproueyta (1). Contexto: «despois que a vea for ferida ou aberta *aproueyta* muyto tomar muyto prazer»

apurar, *vb.* (de *a* + *puro*). Puruficar. Formas: apure (1). Contexto: «*Apure* se ergo e asutileze se a casa por clara chama ou flama».

aquecer, *vb.* (do lat. **accadescere*). O mesmo que *acaecer*; acontecer. Formas: aqueçer (1). Contexto: «esto pode *aqueçer* por duas causas».

aquele, *pron. dem.* (do lat. *ecce* + *ille*). Formas: aquella (1); aquelle (6); aquelles (1); daquella (2); daquelle (7); naquella (1); naquelle (1). Contextos: «Da parte do agẽte quando *aquella* jnfluençia sobre celestial mays dereytamente fere»; «*aquelle* he mays desposto aa morte que aqueloutro»; «e da ho a beber *aquelle* que teuer apostema»; «que *aquelles* que sempre querẽ encher seus vẽtres»; «e *daquella* villa morrẽ homẽs»; «sangre se em ho meo *daquelle* braço da vea meaã»; «sempre *naquella* meesma parte do corpo»; «logo *naquelle* meesmo dia mingue ho sangue».

aqueloutro, *pron. dem.* (de *aquele* + *outro*). Formas: aqueloutro (3); daqueloutra (2). Contextos: «sguarda aquelle ou *aqueloutro*, que aquelle ou *aqueloutro* lugar ou homẽ»; «aquelle he mays desposto aa morte que *aqueloutro*»; «e *daqueloutra* nõ, e daquella casa morrẽ e *daqueloutra* nõ».

aquentar, *vb.* (do lat. *accalentare). Aquecer. Formas: aqueenta (1). Contexto: «mas porque muyto *aqueenta*, e a queẽtura traz podridom».

aqui, *adv.* (do lat. *eccu* + *hic* ou de *eccu* + *ibi*). Neste lugar, por este sítio. Formas: aqui (2). Contextos:

«*Aqui* se mouẽ duas questões»; «tãbem cõ fumo de boõas heruas *aqui* scriptas».

ar, *subs.* (do lat. *aere-m*). Mistura gasosa que forma a atmosfera; aragem; espaço aberto. Formas: aar (15); aares (1). Contextos: «emtã pareçe ho *aar* ser empeçonhẽtado»; «se corrõpe ho *aar* em substãçia e qualidade»; «deue homẽ de fugir dos *aares* peçonhẽtos».

aromático, *adj.* (do lat. *aromaticus, a, um*, este do grego ἀρωματικός). Com cheiro agradável. Formas: aromatico (1). Contexto: «por ho boõ cheyro e *aromatico*, se recrea o coraçõ e o sprito do homẽ».

arruda, *subs.* (do lat. *ruta-m*). Planta medicinal com odor muito forte. Formas: arruda (2); aruda (2). Contextos: «de manhaã quãdo se alguũ aleuãtar logo coma da *aruda* lauada»; «e de alosna e ysope e *arruda*».

artamija, *subs.* (do grego ἀρτεμισία). O mesmo que *artemísia*; planta aromática e medicinal; absinto. Formas: artamija (1). Contexto: «as quaaes acharas aos apotecayros, e de alosna e ysope e arruda, e *artamija*».

artículo, *subs.* (do lat. *articulu-m*). Artigo, devisão de um texto, rubrica. Formas: articulo (1). Contexto: «ou açerca do *articulo* que he de muytos medicos chamada basilica».

asinha, *adv.* (do lat. *agina*). Depressa, apressadamente, com facilidade. Formas: asinha (2); azinha (1). Contextos: «sam cõtagiosas e apegã se muy *asinha*»; «em tal casa como esta morrẽ os homẽs mais *azinha* e em outra nõ».

assar, *vb.* (do lat. *assare*). Cozinhar um alimento com o calor do fogo; tostar. Formas: assados (1). Contexto: «e de noyte *assados* caldos».

assaz, *adv.* (do lat. *ad satis*). Bastante, suficientemente. Formas: assaz (1). Contexto: «segũdo estas cousas he *assaz* manifesto».

assi, *adv.* (do lat. *ad sic*). O mesmo que *assim*; deste modo, de tal maneira, dessa maneira. Formas: assi (13); assy (6). Contextos: «e *assi* ho deuẽ de fazer os seruidores dos enfermos»; «e *assy* lança a peçonha».

assi como, *loc. conj.* Formas: assi como (4); assy como (2). Contextos: «A segunda que *assi como* se escreue em o terçeyro liuro dos amforismos»; «*assy como* he em as molheres que som prenhes».

assutilizar, *vb.* (de *a* + *sutilizar*, este de *sutil*). Evaporar, defumar, purificar. Formas: asutileze (1). Contexto: «Apure se ergo e *asutileze* se a casa por clara chama ou flama».

até, *prep.* (segundo Carolina Michaëlis, do árabe *chatta*; segundo Corominas, do árabe *hattã*; segundo Caldas Aulete e José Joaquim Nunes, do lat. *tenus*; José Pedro Machado sugere a forma **ad tenus*, que poderia tomar as variantes **ad tene* e **ad tenes*, e recusa a sua origem arábica. Esta última parece-nos ser a hipótese mais plausível para explicar a origem da palavra). Formas: atee (6). Contexto: «e emtra *atee* o coraçã»; «estam pera o sul *atee* hũa hora depois do meo dia».

até que, *loc. conj.* Formas: atee que (2). Contexto: «e se for neçessario que saya este em casa *atee que* saya o sol»; «pisa todo muyto bem *atee que* vejas que quer pareçer q*ue* say destas cousas assy pisadas augoa ou çumo».

autêntico, *adj.* (do grego αὐθεντικός). Cuja origem é comprovada; reconhecido como legítico. Formas: autẽticos (1). Contexto: «dos ditos dos mays *autẽticos* medicos».

avelã, *subs.* (do lat. *auellana-m*). Fruto seco, a noz da aveleira. Formas: auelaãs (1). Contexto: «tome *auelaãs*, figos passados e aruda».

azedo, *adj.* (do lat. *acetu-m*). Com gosto amargo. Formas: azedas (3); azedos (2). Contextos: «cheirar cousas *azedas*»; «Isso mesmo se euitẽ todos os fructos se nõ forẽ *azedos*».

B

bafo, *subs.* (talvez do lat. vulgar *baffa*). Ar que sai dos pulmões; hálito. Formas: baffo (1). Contexto: «nõ reçebas do *baffo* de outrẽ».

baga, *subs.* (do lat. *bacca-m*). Pequenos frutos. Formas: baga (1). Contexto: «boõas heruas aqui scriptas .s. *baga* de louro, junipero».

banho, *subs.* (do lat. vulgar *baneu-m*, este de *balneu-m*). Acto ou efeito de lavar o corpo. Formas: banho (1); banhos (1). Contextos: «se deue de euitar ho *banho* de cada dia»; «os que vaã ameude aos *banhos*».

barba jouis, *subs.* (do lat. *barbam iouis*). Formas: barba jouis (1). Contexto: «Tomaras hũa herua que chamã *barba jouis*».

basilica, *subs.* (talvez do árabe). Nome da veia cubital que se lança na veia axiliar. Formas: basilica (2). Contextos: «ou açerca do articulo que he de muytos medicos chamada *basilica*»; «se sãgre em o braço esquerdo do figado, ou *basilica*, ou da meaã».

batalha, *subs.* (do lat. *battualia-m*). Combate. Formas: bathalhas (1). Contexto: «quando ha cometa apareçe acõteçẽ mortes de gẽtes em *bathalhas*».

beber, *vb.* (do lat. *bibere*). Ingerir líquidos Formas: beber (3). Contextos: «*beber* muy boõ vinho ou bõa çerueja»; «ha de *beber* hũa bõa vez de vinho ou çerueja»; «da ho a *beber* aquelle que teuer apostema».

bem, *adv.* (do *adv.* lat. *bene*). Convenientemente, de boa maneira. Formas: bẽ (2); bem (5). Contextos: «e tudo *bẽ* pisado, põlho ẽçima da apostema»; «se deue *bem* de guardar a casa»; «Sangria huũa vez em huũ mes se pode *bem* fazer».

bem, *subs.* (do lat. *bene-m*). Virtude; disposição para a prática de boas obras. Formas: bẽ (1). Contexto: «se deue o homẽ de afastar do mal e inclinar se ao *bẽ*».

bento, *adj.* (do lat. *benedictus, a, um*). Sagrado, santo. Formas: bẽta (1). Contexto: «e da *bẽta* virgẽ Maria sua madre».

besta, *subs.* (do lat. *bestia-m*). Animal quadrúpede. Formas: besta (1).

Contexto: «nõ pode andar ẽ cauallo ou *besta*».

bispo, *subs.* do lat. *episcopu-m*, este por sua vez do grego ἐπίσκοπος, protector, vigia). Prelado que tem a direcção espiritual de uma diocese. Formas: bispo (1). Contexto: «Senhor dom Raminto *bispo* Arusiẽsi».

boca, *subs.* (do lat. *bucca-m*). Formas: boca (3). Contextos: «E tal fumo entre per a *boca* e por os narizes»; «e sempre ho punha nos narizes e na *boca*».

bom, *adj.* (do lat. *bonus, a, um*). Formas: bõa (6); bõas (3); boõ (14); boõa (1); boõas (2). Contextos: «deues de comer *boõ* manjar e *bõa* yguaria com *boõ* vinho»; «busquẽ se pera os ricos muyto *bõas* salsas»; «apareçẽ *bõas* ourinas e *boõas* augoas, e *bõas* digestiões»; «e tal salsa he muyto *boõa*».

boticairo, *subs.* (do lat. *apothecariu-m*). O mesmo que *boticário*; o dono ou empregado de uma botica. Formas: boticairo (1); boticayro (1). Contextos: «e outro que chamã serpillo que acharas ao *boticairo*»; «vay te ao *boticayro*»

braço, *subs.* (do lat. *brachiu-m*). Formas: braço (9); braços (1). Contextos: «E se pella vẽtura naçer a apostema de bayxo do *braço* direyto, sangre se em ho meo daquelle *braço* da vea meaã»; «e logo sentira apostema de bayxo dos *braços*».

brevemente, *adv.* (de *breve*). Formas: breuemẽte (1). Contexto: «A ysto digo *breuemẽte* que em tempo da pestilẽcia».

buscar, *vb.* (talvez do lat. *busca, ae*, lenha). Procurar, averiguar. Formas: busquẽ (1). Contexto: «*busquẽ* se pera os ricos muyto bõas salsas».

C

cabeça, *subs.* (do lat. *capitia-m*, este por sua vez de *caput, itis*). Formas: cabeça (2). Contextos: «cõtorua os olhos e squeẽta a *cabeça* de cada huũ»; «tem grãde door em ha parte dianteira da *cabeça*».

cada, *pron. ind.* (do grego κατά). Todos sem excepção; um elemento que faz parte de um conjunto. Formas: cada (3). Contextos: «e pode acõteçer *cada* dia»; «se deue de euitar ho banho de *cada* dia».

cada um, *pron. ind.* Formas: cada huũ (1). Contexto: «cõtorua os olhos e squeẽta a cabeça de *cada huũ*».

caído, *subs.* (do part. do verbo *cair*). Formas: caydos (1). Contexto: «por cõseruaçam dos saãos, e reformaçã dos *caydos*».

caladamente, *adv.* (de *calado*). Formas: caladamẽte (1). Contexto: «*caladamẽte* traz a peçonha ao coraçã».

calcanhar, *subs.* (relacionado com o lat. *calcaneus, i*). A parte do pé abaixo do tornozelo; o osso calcâneo. Formas: calcanhar (1). Contexto: «sangre se em o pee daquelle mesmo lado açerca do *calcanhar*».

caldo, *subs.* (do lat. *calidu-m*). Alimento líquido cozinhado. Formas: caldos (2). Contextos: «onde se lançã verças e *caldos* podres que sobejã em taaes casas»; «e de noyte assados *caldos*».

câmara, *subs.* (do lat. *camara-m*). Quarto de dormir. Formas: camera (2). Contextos: «Da rayz jnferior proçede segũdo nos veemos que da priuada que esta açerca da *camera*»; «he boõ por alguũs dias mudar a *camera*».

caminho, *subs.* (do lat. *camminu-m*). Estrada, atalho. Formas: caminho (2); caminhos (1). Contextos: «empero ho ẽfermo vay *caminho* da morte»; «nem andar grãde *caminho* por a grande pigriça do corpo»; «çarrã os poros e os meatos e os *caminhos* dos humores».

campo, *subs.* (do lat. *campu-m*). Extensão de terreno arável. Formas: campos (1); cãpos (1). Contextos: «impedir per alguũ andar em jardijs ou em campos»; «de estrebarias, de *cãpos*, de ruas».

canela, *subs.* (do lat. *cannella-m*, diminutivo de *canna*). Tipo de especiaria. Formas: canela (1). Contexto: «E as speçias que comuũmente cõuem a comer, sam gingiure, *canela*, cuminhos».

cano, *subs.* (do lat. *cana*). Tubo. Formas: cãno (1); canos (1). Contextos: «alguũ fedor particular de alguũ cãno çujo»; «as lançã por *canos* e regos soterranhos».

cânon, *subs.* (do lat. *canon, onis*, este por sua vez do grego κανόν). Regra, lei. Formas: canone (1). Contexto: «diz Auiçena em o quarto do *canone*».

capítulo, *subs.* (do lat. *capitulu-m*). Divisão de um livro, de um tratado, de uma lei. Formas: capitollo (5). Contexto: «Dos signaaes. *Capitollo* primeyro».

çarrar, *vb.* (do lat. tardio *serare*, este de *sera*, fechadura). O mesmo que *cerrar*; fechar, encerrar. Formas: çarrã (1); çarradas (1); çarrados (1). Contextos: «os cheyros taaes opilam e *çarrã* os poros»; «e as genelas ou frestas pera ho meo dia ou pera ho sul estẽ *çarradas*»; «tem os poros opilados, e *çarrados* de mujtos humores».

cárrega, *subs.* (do lat. **carrrica-m*). O mesmo que *carga*; aquilo que é ou pode ser transportado. Formas: carrega (1). Contexto: «muyto grande peso e *carrega* corporal».

casa, *subs.* (do lat. *casa-m*). Morada, residência, edifício onde se vive. Formas: casa (12); casas (2). Contextos: «e daquella *casa* morrẽ e daqueloutra nõ»; «este em *casa* atee que saya o sol»; «em algũas *casas* estam as agoas çujas por dous e tres dias».

cassiafistola, *subs.* (do lat. *cassia*, caneleiro, +*fistula*, tubo). O mesmo que *cassiafístula*; cássia, árvore da Índia cujos frutos são medicinais. Formas: cassiafistola (1). Contexto: «As cousas canfortatiuas sam estas .s. açafram, *cassiafistola*, chãtagẽ».

causa, *subs.* (do lat. *causa-m*). Razão, motivo. Formas: causa (10); causas (8). Contextos: «e assy se geera ha pestilẽçia per esta *causa*»; «Tres sam as *causas* da pestilẽcia».

causar, *vb.* (do lat. medieval *causare*). Originar, motivar, provocar. Formas: causa (1); causam (2). Contextos: «ou lugares çujos se *causa* ho morbo ou ha chagua em ho homẽ»; «taes agoas çujas *causam* grãdes fedores»; «por serẽ assi podres *causam* tal fedor e doẽça que muyto empeçe».

cavalgar, *vb.* (do lat. *caballicare*). Montar a cavalo. Formas: caualgando (1). Contexto: «sera em continuo mouimento, ou *caualgando*, ou andãdo temperadamẽte».

cavalo, *subs.* (do lat. vulgar *caballu-m*). Formas: cauallo (1). Contexto: «nõ pode andar ẽ *cauallo* ou besta».

cedo, *adv.* (do lat. *cito*). Antes do tempo próprio. Formas: çedo (1). Contexto: «porque a apostema mais *çedo* e milhor seja madura».

cefálico, *subs.* (do grego κεφαλικός, relativo à cabeça). Uma das veias. Formas: çephalica (2). Contextos: «seja sangrado em a vea de *çephalica* açerca do dedo polegar»; «façase a sangria de *çephalica* daquelle meesmo lado».

celestial, *adj.* (do lat. *caelestis, e*). Celeste, que está no céu. Formas: celestrial (1). Contexto: «quando da jmpressam *celestrial* corrõpẽte ho aar».

cérebro, *subs.* (do lat. *cerebru-m*). Formas: çerebro (2). Contextos: «ajnda que pigmẽta purga o *çerebro* da freuma»; «nõ destruã o *çerebro*».

cereja, *subs.* (do lat. *ceresia-m*). Formas: çirejas (1). Contexto: «assi como sam *çirejas*, romaãs».

certamente, *adv.* (de *certo*). Formas: çertamente (1). Contexto: «Eu *çertamente* todos estos remedios prouey».

cerveja, *subs.* (do lat. *ceruesia-m*). Formas: çerueja (5). Contexto: «cõ augua crara de rosas ou cõ *çerueja* crara».

céu, *subs.* (do lat. *caelu-m*). Espaço onse de localizam os astros. Formas: çeeo (1); çeos (3). Contextos: «poõe grãde impedimẽto aa maa influencia do *çeeo*»; «por virtude dos corpos de çima dos *çeos*»; «da maa desposiçã dos *çeos*»; «por ha ẽpressam dos *çeos* corrõpe ho aar».

chafariz, *subs.* (do árabe *çahrij*, bebedouro). Fonte, cisterna. Formas: chafarizes (1). Contexto: «ou de corrupçõ de pauees e charcos ou *chafarizes* çujos podres e federentos».

chaga, *subs.* (do lat. *plaga-m*). Ferida aberta. Formas: chaga (1); chagas (1); chagua (1). Contextos: «em a qual ha doẽça ou *chaga* apareçer se deue de sangrar e abrir a vea»; «se pella ventura sentir *chagas* despois de dormir, emtõ ha de menuyr o sangue»; «ou lugares çujos se causa ho morbo ou ha *chagua* em ho homẽ»

chama, *subs.* (do lat. *flamma-m*). Labareda, língua de fogo. Formas: chama (1). Contexto: «Apure se ergo e asutileze se a casa por clara *chama* ou flama».

chamar, *vb.* (do lat. *clamare*). Nomear, apelidar. Formas: chamã (2); chamada (2). Contextos: «Tomaras hũa herua que *chamã* barba jouis»; «he de muytos medicos *chamada* basilica»; «sobre a vea que he *chamada* a pedica grãde».

chantagem, *subs.* (do lat. *plantagine-m*). O mesmo que *tanchagem*; planta herbácea. Formas: chãtagẽ (1); chãtagem (1). Contexto: «As cousas canfortatiuas sam estas .s.

açafram, cassiafistola, *chãtagẽ*»; «e ysso mesmo toma *chãtagem* e siligẽ».

charco, *subs.* (talvez do germânico *flark,* plântano). Poça de água estagnada. Formas: charcos (1). Contexto: «ou de corrupçõ de pauees e *charcos* ou chafarizes çujos».

cheio, *adj.* (do lat. *plenus, a, um*). Repleto. Formas: chea (1); cheo (1); cheos (1). Contexto: «de manhaã pareçe chuuosa e *chea* de neuoa»; «porque he *cheo* de maos humores»; «porque os corpos *cheos* dos maaos humores sam mais asinha ẽpeçonhẽtados».

cheirar, *vb.* (do lat. *flagrare*). Aspirar o aroma de, farejar. Formas: cheirar (1); cheyrar (1). Contextos: «como no *verão* cheirar cousas azedas»; «e alimpar o rostro e despois *cheyrar* as maãos».

cheiro, *subs.* (regressivo de *cheirar*). Odor, aroma. Formas: cheyro (2); cheyros (1). Contextos: «por ho boõ *cheyro* e aromatico, se recrea o coraçõ e o sprito do homẽ»; «porque as cousas azedas e os *cheyros* taaes opilam e çarrã os poros».

cheiroso, *adj.* (de *cheiro*). Que cheira bem; perfumado. Formas: cheyrosas (1). Contexto: «froles de heruas *cheyrosas*».

chover, *vb.* (do lat. *plouere*). Formas: choue (1); chouuer (1). Contexto: «pareçe que quer *chouuer* e nõ *choue*».

chuvoso, *adj.* (de *chuva*). Em que chove muito. Formas: chuuosa (1); chuuoso (1). Contextos: «de manhaã pareçe *chuuosa* e chea de neuoa»; «em tẽpo de neuoeiro e *chuuoso*».

cidade, *subs.* (do lat. *ciuitate-m*). Formas: çidade (2). Contextos: «A morte se ensanha ha *çidade* se filha e toma dos jmigos»; «nẽ he saão andar pera villa ou *çidade*».

cirurgião, *subs.* (do lat. **chirurgianu-m*, por *cirurgu-m*). Médico. Formas: çirogiaães (1). Contexto: «posto que alguũs *çirogiaães* querẽ que lhe ponhã triaga».

clarificar, *vb.* (do lat. *clarificare*). Limpar, purificar. Formas: clarifica (1). Contexto: «porque *clarifica* muyto ho aar».

claro, *adj.* (do lat. *clarus, a, um*). Luminoso, respandecente. Formas: clara (1); claro (2); crara (2). Contextos: «asutileze se a casa p*or clara* chama ou flama»; «toma se ergo duas vezes no dia com boõ vinho *claro* e auguado»; «e faça se fogo *claro* de lenha»; «cõ augua *crara* de rosas ou cõ çerueja *crara*».

cristel, *subs.* (do grego κλυστήρ, seringa). O mesmo que *clister*; instilação pelo ânus de água ou outro líquido. Formas: cristel (1). Contexto: «toma huũ *cristel*».

cobrir, *vb.* (do lat. *cooperire*). Resguardar, tapar. Formas: cobre (1). Contexto: «e ho sol se *cobre* .s. de nuueẽs».

coisa, *subs.* (do lat. *causa*). Pode referir-se a objectos ou a pessoas. Formas: cousa (6); cousas (23). Contextos: «Muyto saã *cousa* he que se laue a boca e os olhos»; «porque assi jndirãçe as *cousas* de dentro».

coito, *subs.* (do lat. *coitu-m*, união). Cópula carnal; acto sexual no vaso próprio e/ou impróprio. Formas: coyto (2). Contextos: «sã os corpos desordenados em luxuria e *coyto*»; «E por cõseguinte todo o *coyto* e toda luxuria».

colhar, *subs.* (do lat. *cochleare-m*). Tipo de medida para líquidos. Formas: colhares (1). Contexto: «e do vinho ou augua ou çerueja tomaras quãtidade de duas *colhares*».

com, *prep.* (do lat. *cum*). Formas: cõ (21); com (3). Contextos: «que se muyto esqueẽtã *cõ* grãde trabalho ou grãde yra»; «toma se ergo duas vezes no dia *com* boõ vinho».

começar, *vb.* (do lat. **cominitiare*). Iniciar, principiar. Formas: começase (1). Contexto: «*Começase* huũ boõ regimẽto muyto neçessario».

comer, *subs.* (do verbo comer). Refeição. Formas: Contexto: «espaçãdo huũ pouco antre ho *comer* e o dormir».

comer, *vb.* (do lat. *comedere*). Tomar alimento. Formas: coma (2); come (2); comer (8). Contextos: «logo *coma* da aruda lauada»; «o homẽ que em tal dia he apeçonhẽtado nõ *come* mujto»; «squeẽta a cabeça de cada huũ que ho ameude *come*»; «Façase ergo a sangria em a vea destra ou seestra ãte de *comer*».

cometa, *subs.* (do grego κομήτης). Corpo celeste que se move em trajectória excêntrica. Formas: cometa (3). Contextos: «ha *cometa* pareçe voar»; «quando ha *cometa* apareçe acõteçẽ mortes de gẽtes».

comigo, *pron. pes.* (de *com* + *migo*, este do lat. *mecum*). Em minha companhia. Formas: cõmigo (1). Contexto: «e emtã leuaua *cõmigo* huũa sponja».

cominhos, *subs.* (do lat. *cuminu-m*, este do grego κύμινον). Planta condimentar. Formas: cuminhos (2). Contextos: «sam gingiure, canela, *cuminhos*»; «tomẽ *cuminhos* e açafram e misturẽ tudo cõ vinagre».

como, *conj., adv.* (do lat. *quomodo*). Formas: como (9). Contexto: «assi dos saãos *como* dos enfermos»; «per que modo e *como* se deue homẽ de guardar da pestilẽcia»; «tal *como* este euite o sõno»; «Mas diras tu, *como* sintira homẽ que esta apeçonhẽtado e ferido da pestilẽçia».

companheiro, *subs.* (de *companha*). Aquele que faz companhia a outro, colega. Formas: cõpanheiros (1). Contexto: «os meos *cõpanheiros* nõ podiã creer».

companhia, *subs.* (de *companha*). Acto ou efeito de acompanhar; convivência. Formas: cõpanhia (2). Contexto: «E quãdo assi for que *cõpanhia* e ajũtamẽto de pouoo se euite».

comprar, *vb.* (do lat. *comparare*). Adquirir por dinheiro ou troca. Formas: cõprar (1). Contexto: «posto que se nõ pode *cõprar* por pequeno preço».

comummente, *adv.* (de *comum*). Formas: comuũmente (1). Contexto: «E as speçias que *comuũmente* cõuem a comer, sam gingiure, canela, cuminhos».

comunidade, *subs.* (do lat. *commu-*

nitate-m). Conjunto de indivíduos que vivem juntos. Formas: comunidade (1). Contexto: «toda multidom de pouoo e *comunidade* em tal tempo se deue de euitar».

confessar, *vb.* (do lat. **confessare*, este por sua vez do part. do verbo *confiteor*, declarar, mostrar). Declarar os pecados em confissão. Formas: cõfessar (1). Contexto: «que homẽ primeiramẽte ha de *cõfessar* seus pecados humildosamẽte».

confissão, *subs.* (do lat. *confissione-m*). Sacramento da penitência. Formas: cõfissam (1). Contexto: «he em tẽpo da pestilẽçia a sancta penitencia e a *cõfissam*».

conformidade, *subs.* (do lat. *conformitate-m*). Acto ou efeito de conformar; concordância; correspondência; semelhança. Formas: cõformidades (2). Contextos: «Das *cõformidades* do coraçam e dos outros mẽbros»; «Quarto das *cõformidades* do coraçom, e dos prinçipaes membros».

confortativo, *adj.* (do lat. *confortatiuus, a, um*). Que conforta, alivia. Formas: canfortatiuas (1). Contexto: «As cousas *canfortatiuas* sam estas».

conhecer, *vb.* (do lat. *cognoscere*). Reconhecer; constatar. Formas: conheça (1); conheçẽ (1). Contextos: «se homẽ nõ dormir antes q*ue conheça* que tem apostema»; «nõ *conheçẽ* taes febres serẽ pestilẽçiaes».

consentir, *vb.* Formas: cõsinta (1); cõsintem (1). Contextos: «nõ cõsinta emtrar ho aar seco»; «nõ *cõsintem* entrar as cousas peçonhẽtas».

conservação, *subs.* (do lat. *conseruatione-m*). Acto ou efeito de conservar. Formas: cõseruaçã (1); cõseruaçam (1). Contextos: «por *cõseruaçã* de suas saudes e segurãça das pestinẽçias»; «por *cõseruaçam* dos saãos».

contagioso, *adj.* (do lat. *contagiosus, a, um*). Que contagia; epidémico. Formas: cõtagiosas (2). Contexto: «Se taaes jnfirmidades pestilẽçiaes sam *cõtagiosas* .s. se se apegã».

contentar, *vb.* (do lat. tardio *contentare*, este de contentus, part. pass. de *continere*). Satisfazer. Formas: cõtentẽ (1). Contexto: «se forem pobres *cõtentẽ* se cõ arruda e salua».

contínuo, *adj.* (do lat. *continuus, a, um*). Constante, sem interrupção. Formas: continuo (1). Contexto: Contexto: «sera em *continuo* mouimento».

contorvar, *vb.* (do lat. *conturbare*). O mesmo que *conturbar*; perturbar; enevoar; escurecer. Formas: cõtorua (1). Contexto: «*cõtorua* os olhos e squeẽta a cabeça de cada huũ».

contra, *prep.* (do lat. *contra*). Formas: contra (1). Contexto: «Regimento proueytoso *contra* ha pestenença».

contrário, *adj.* (do lat. *contrarius, a, um*). Oposto, reverso. Formas: cõtrayra (1); cõtrayro (1). Contextos: «emtõ ha de menuyr o sangue em a parte crucifixa que he a parte *cõtrayra*»; «sempre se mingue o sangue per modo *cõtrayro*».

convir, *vb.* (do lat. *conuenire*). Concordar, admitir, interessar.

Formas: cõuem (2). Contextos: «E as speçias que comuũmente *cõuem* a comer»; «e nõ *cõuem* dormir em aquelle dia».

copo, *subs.* (do lat. *cuppa*, vaso). Formas: copo (1). Contexto: «a triaga seja delida em ho vaso ou *copo* em que ha tomares».

coração, *subs.* (do lat. **coratione-m*, este por sua vez de *cor, cordis*). Formas: coraçã (3); coraçam (1); coraçõ (3); coraçom (1). Contextos: «agraua o ouuido fere o *coraçã*»; «Das cõformidades do *coraçam* e dos outros mẽbros»; «por ho boõ cheyro e aromatico, se recrea o *coraçõ* e o sprito do homẽ»; «Quarto das cõformidades do *coraçom*, e dos prinçipaes membros».

corpo, *subs.* (do lat. *corpus, oris*). Formas: corpo (4); corpos (13). Contextos: «he gram remedio pera a saude do *corpo*»; «As vezes jsso mesmo veẽ de *corpos* mortos».

corporal, *adj.* (do lat. *corporale-m*). Relativo ao corpo. Formas: corporal (1). Contexto: «muyto grande peso e carrega *corporal*».

corrença, *subs.* (de *correr* + *ença*). Diarreia. Formas: corrença (1). Contexto: «em alguũ que teẽ *corrença* ou fluxu do ventre».

corromper, *vb.* (do lat. *corrumpere*). Estragar, adulterar. Formas: corrompẽ (1); corrõpe (3); corrõpẽ (1); Formas: corrõpẽte (1). Contextos: «procedem humores e fumos peçonhẽtos que *corrompẽ* ho aar»; «se *corrõpe* ho aar em substãçia e qualidade»; «dos quaaes se *corrõpẽ* os spiritos vitaes»

corrupção, *subs.* (do lat. *corruptione-m*). Acto, processo ou efeito de corromper; decomposição. Formas: corrupçõ (1). Contexto: «ou de *corrupçõ* de pauees».

corrupto, *adj.* (do lat. *corruptus, a, um*, part. passado de *corrumpere*). Corrompido, estragado. Formas: corrupto (1); corruptos (1). Contextos: «e assy *corrupto* feere ho coraçõ»; «onde ha lugares podres e *corruptos*».

cortar, *vb.* (do lat. *curtare*). Talhar. Formas: cortar (1). Contexto: «se homẽ nõ quiser *cortar* muytas veas jũtamẽte, emtam leyxe yr a vea aberta ou ferida atee o retardamẽto do sangue».

cozer, *vb.* (do lat. *cocere*). Cozinhar. Formas: cozidos (1). Contexto: «pela manhaã sejam os manjares *cozidos*».

crer, *vb.* (do lat. *credere*). Acreditar, ter fé. Formas: creẽ (1); creer (2). Contextos: «nõ conheçẽ taes febres serẽ pestilẽçiaes, nẽ ho *creẽ*»; «nõ podiã *creer* que eu podesse viuer e escapar»; «mas se alguũ nõ *quiser* creer, spere per huũ meo dia».

crescer, *vb.* (do lat. *crescere*). Aumentar. Formas: creçer (1). Contexto: «E se despois *creçer* apostema, nõ tema».

crescente, *adj.* (do lat. *crescente-m*). Que cresce. Formas: creçente (1). Contexto: «porque pouco *creçente* apeçonhẽta toda a massa».

criatura, *subs.* (do lat. *creatura-m*). O que existe com vida na terra. Formas: creatura (1). Contexto: «dos quaaes se corrõpẽ os spiritos vitaes em ha *creatura* viuẽte».

crucifixo, *adj.* (do lat. *crucifixus, a, um*). Crucificado; em forma de cruz. Formas: crucifixa (1). Contexto: «emtõ ha de menuyr o sangue em a parte *crucifixa* que he a parte cõtrayra».

cruel, *adj.* (do lat. *crudele-m*). Desumano, mau. Formas: cruel (1). Contexto: «ho mar se faz *cruel*».

çujo, *adj.* (do lat. *succidus, a, um*). O mesmo que *sujo*; que não é limpo. Formas: çujas (3); çujo (2); çujos (2). Contextos: «em algũas casas estam as agoas *çujas* por dous e tres dias»; «assi emfraqueçe por o *çujo* fedor»; «ou lugares *çujos* se causa ho morbo».

çumo, *subs.* (do grego χυμός, molho, pelo árabe *zúm*). O mesmo que *sumo*; suco. Formas: çumo (2). Contexto: «say destas cousas assy pisadas augoa ou *çumo*».

curar, *vb.* (do lat. *curare*). Sarar, livrar de doença. Formas: curãdo (1). Contexto: «porque andaua de casa em casa *curãdo* ẽfermos».

D

dali, *adv.* (*de* + *ali*). Formas: daly (1). Contexto: «e *daly* proçedẽ febres pestilẽçiaes».

daqui, *adv.* (*de* + *aqui*). Formas: daqui (1). Contexto: «e *daqui* veẽ que em tal casa como esta morrẽ os homẽs mais azinha».

dar, *vb.* (do lat. *dare*). Entregar, oferecer. Formas: da ho (1). Contexto: «*da ho* a beber aquelle que teuer apostema».

de, *prep.* (do lat. *de*). Formas: de (112). Contexto: «nõ me pude escusar *de* cõpanhia *de* gẽte, porque andaua *de* casa em casa».

de baixo de, *loc. adv.* Formas: de bayxo de (1); de bayxo do (3); de bayxo dos (1). Contextos: «e sente *de bayxo de* frio grãde quẽtẽtura»; «E se pella vẽtura naçer a apostema *de bayxo do* braço direyto»; «e logo sentira apostema *de bayxo dos* braços».

de cima de, *loc. adv.* Formas: de çima dos (1). Contexto: «por virtude dos corpos *de çima dos* çeos».

dedo, *subs.* (do lat. *digitu-m*). Formas: dedo (6). Contextos: «em a vea que he açerca do *dedo* mais pequeno»; «ou na maão daquelle meesmo lado açerca do *dedo* menor».

dele, *pron.* (*de* + *ele*). Formas: della (3); dellas (1); delles (2). Contextos: «Segũdo das *causas* della»; «e tãbem donde ha hi podridõ de agoas e fedor *dellas*»; «podera ser que alguũ *delles* sera apeçonhẽtado ou ferido».

delir, *vb.* (do lat. *delere*, destruir). Dissolver, desfazer. Formas: delida (1). Contexto: «a triaga seja *delida* em ho vaso ou copo em que ha tomares».

demais, *pron. ind.* (do lat. *de* + *magis*). Formas: os de mais (1). Contexto: «e as vezes apostema e jsto em *os de mais*».

demostrador, *adj.* (do lat. *demonstratore-m*). Que demonstra. Formas: demostrador (1). Contexto: «esta antre o dedo *demostrador* e ho dedo polegar».

dentro, *adv.* (do lat. *de* + *intro*, para dentro). Na parte interior. Formas: dentro (1). Contexto: «E tal fumo entre per a boca e por os narizes, porque assi jndirãçe as cousas de *dentro*».

depois, *adv.* (segundo Carolina Michaẽlis, do lat. *de + post*). Posteriormente, em seguida. Formas: depois (1); despois (4). Contextos: «porque assi jndirãçe as cousas de *dentro*».

depois de, *loc. adv.* Formas: depois do (1); despois de (4); despois do (2). Contextos: «estam pera o sul atee hũa hora *depois do* meo dia»; «logo *despois de* comer»; «E *despois do* sangue menuido se for muyto fraco emtom podera dormir *despois do* meo dia».

depois que, *loc. conj.* Formas: despois que (1). Contextos: «e *despois que* a vea for ferida ou aberta aproueyta muyto tomar muyto prazer».

derradeiro, *adj.* (do lat. **derretrarius, a, um*). Último, final. Formas: derradeyro (1). Contexto: «Quinto e *derradeyro* da sangria».

desejar, *vb.* (do lat. *desiderare*). Ter vontade de, apetecer. Formas: deseja (1). Contexto: «em modo que sempre *deseja* folgança».

desejo, *subs.* (do lat. **desidiu-m*, masculino de *desidia*). Ânsia, vontade. Formas: desejo (4). Contextos: «se alguũ teuer *desejo* de dormir»; «teẽ grãde *desejo* de dormir».

desordenado, *adj.* (part. de *desordenar*). Sem ordem. Formas: desordenados (1). Contexto: «assy como sã os corpos *desordenados* em luxuria e coyto».

despor, *vb.* (do lat. *disponere*). O mesmo que *dispor*; colocar-se disponível, decidir-se a. Formas: desposto (1); despostos (1); dispostos (1). Contextos: «aquelle he mays *desposto* aa morte que aqueloutro»; «deues de notar que os corpos mays *despostos* a jnfirmidade e a morte sam os corpos quẽtes»; «teẽ os corpos mais *dispostos* pera reçeber ha pestilẽcia».

destro, *adj.* (do lat. *dexter, tra, trum*). Direito. Formas: destra (1). Contexto: «Façase ergo a sangria em a vea *destra* ou seestra».

destruir, *vb.* (do lat. *destruere*). Arruinar, aniquilar, exterminar, desfazer. Formas: destruã (1); destruye (1). Contexto: «por que muytas cousas peçonhentas nõ *destruã* o çerebro»; «e tal salsa he muyto boõa e *destruye* e quita ou tira toda podridom».

Deus, *subs.* (do lat. *deus, dei*). Formas: Deus (1). Contexto: «se ho senhor *Deus* todo poderoso ho nõ quitar e estoruar».

dever, *vb.* (do lat. *debere*). Ter obrigação de. Formas: deue (12); deuẽ (2); deuem (1); deues (3). Contextos: «como se *deue* homẽ de guardar da pestilẽcia»; «taaes *deuẽ* de euitar e de sy esquiuar as causas de tal podridõ»; «os enfermos *deuem* de star afastados delles»; «e por tãto *deues* de notar».

dia, *subs.* (do lat. *die-m*). Formas: dia (10); dias (4). Contextos: «quando em huũ *dia* do estio e do alto verão se muda a manhaã»; «pode acõteçer cada *dia*»; «he boõ por alguũs *dias* mudar a camera».

dianteiro, *adj.* (de *diante*). Que está ou

que vai na frente. Formas: dianteira (1). Contexto: «tem grãde door em ha parte *dianteira* da cabeça».

digestão, *adj.* (do lat. *digestione-m*). Acto ou efeito de digerir. Formas: digestam (1); digestiões (1). Contextos: «todos os mantijmentos quãto som de mais leue *digestam* tãto som milhores»; «boõas augoas, e bõas *digestiões*».

direitamente, *adv.* (de *direito*). Formas: dereytamente (1). Contexto: «aquella jnfluençia sobre celestial mays *dereytamente* fere e sguarda».

direito, *adj.* (do lat. *directus, a, um*). Do lado do corpo humano oposto ao do coração. Formas: direyto (3). Contexto: «E se pella vẽtura naçer a apostema de bayxo do braço *direyto*».

disposição, *subs.* (do lat. *dispositione-m*). Acto ou efeito de dispor; tendência, inclinação; colocação. Formas: desposiçã (1). Contexto: «se ẽpeçonhẽtã os corpos da jndisposiçã ou da maa *desposiçã* dos çeos».

dito, *subs.* (do lat. *dictu-m*, part. pass. de *dicere*). Aquilo que se diz. Formas: ditos (1). Contexto: «Quero algũas cousas da pestenẽça que nos ameude fere, dos *ditos* dos mays autẽticos medicos, screuer».

dizer, *vb.* (do lat. *dicere*). Expor, afirmar, proferir, mencionar, referir. Formas: dicto (1); digo (8); dira (1); diras (1); ditas (1); dito (3); diz (6). Contextos: «esperta a peçonha segundo *dicto* he»; «*digo* que esto pode aqueçer por duas causas»; «Mas *dira* alguũ»; «Estas cousas sam assy *ditas* das causas da pestilençia»; «emtõ façase como *dito* he do braço esquerdo»; «segũdo *diz* Aristoteles em os metauros».

do, *prep. e art.* (*de* + *o*). Formas: da (52); das (7); do (48); dos (31). Contextos: «Em louuor *da* santissima trijndade, e *da* gloriosa virgẽ Maria»; «Quarto *das* cõformidades *do* coraçom, e *dos* prinçipaes membros».

doença, *subs.* (do lat. *dolentia-m*). Enfermidade. Formas: doẽça (2). Contextos: «por serẽ assi podres causam tal fedor e *doẽça* que muyto empeçe»; «em a qual ha *doẽça* ou chaga apareçer se deue de sangrar e abrir a vea».

doente, *subs.* (do lat. *dolente-m*). Enfermo. Formas: doẽte (1). Contexto: «E por tãto digo que a tal *doẽte* de pestilençia he boõ por alguũs dias mudar a camera».

dois, *num.* (do lat. *duos*). Formas: dous (2); duas (6). Contextos: «e as vezes veẽ dãbos de *dous*»; «toma se ergo *duas* vezes no dia».

donde, *adv.* (*de* + *onde*). Formas: donde (2). Contextos: «em special *donde* ha hi corpos mortos e podres»; «e tãbem *donde* ha hi podridõ de agoas e fedor dellas».

dor, *subs.* (do lat. *dolore-m*). Sofrimento físico. Formas: door (1). Contexto: «tem grãde *door* em ha parte dianteira da cabeça».

dormir, *subs.* Formas: dormir (1). Contexto: «espaçãdo huũ pouco antre ho comer e o *dormir*».

dormir, *vb.* (do lat. *dormire*). Repousar pelo sono. Formas: dormẽ (1);

dormir (10). Contexto: «faz podridõ em a casa ou em lugar onde *dormẽ*»; «e nõ cõuem *dormir* em aquelle dia que se sangrar e abrir a vea».

durar, *vb.* (do lat. *durare*). Ter a duração de; conservar, manter. Formas: durar (1). Contexto: «e emtã se isto mujto *durar* he pera temer de vijr grande pestilençia».

E

e, *conj.* (do lat. *et*). Formas: e (260). Contextos: «Começase huũ boõ regimẽto muyto neçessario *e* muyto proueitoso aos viuẽtes, *e* por cõseruaçã de suas saudes *e* segurãça das pestinẽçias».

ele, *pron. pes.* (do lat. *ille, illa, illud*). Pronome pessoal da terceira pessoa. Formas: ella (1). Contexto: «porque nõ ẽtre em *ella* ho aar peçonhẽtado».

em, *prep.* (do lat. *in*). Formas: ẽ (5); em (99). Contextos: «nõ pode andar ẽ cauallo ou besta»; «corrõpe os spirit*os* vitaes ẽ ho homẽ»; «muytos medicos q*ue em* os ẽfermos soomẽte esguardã as ourinas»; «corpos desordenados *em* luxuria e coyto».

em contrário, *loc adv.* Formas: em cõtrayro (1). Contexto: «emtõ se a ydade ou outra cousa for *em cõtrayro*».

em especial, *loc. adv.* Formas: em special (2). Formas: Contextos: «e *em special* donde ha hi corpos mortos e podres»; «e *em special* em o alto veraão».

em maneira que, *loc. conj.* Formas: em maneira que (1). Contexto: «*em maneira que* sempre se mingue o sangue per modo cõtrayro».

em modo que, *loc. conj.* Formas: em modo que (4); ẽ modo que (1). Contextos: «*em modo que* de manhaã pareçe chuuosa e chea de neuoa»; «ou pareçẽ escureçer os dias *ẽ modo que* pareçe que quer chouuer e nõ choue».

empecer, *vb.* (do lat. **impediscere*, incoativo de *impedire*). Causar dano a, prejudicar. Formas: empeçe (1). Contexto: «por serẽ assi podres causam tal fedor e doẽça que muyto *empeçe*».

empeçonhentar, *vb.* (de *em* + *peçonhentar*). Deitar peçonha; Envenenar, contaminar. Formas: empeçonhentado (1); empeçonhẽtado (2); ẽpeçonhẽtã (1); ẽpeçonhẽtados (1). Contextos: «se acõteçe huũ seer *empeçonhentado* do outro»; «emtã pareçe ho aar ser *empeçonhẽtado*»; «se *ẽpeçonhẽtã* os corpos da jndisposiçã ou da maa desposiçã dos çeos»; «sam mais asinha *ẽpeçonhẽtados*».

empero, *conj.* (do lat. *inde* + *per hoc*). Apesar de, ainda assim, não obstante. Formas: empero (6). Contextos: «*empero* ho ẽfermo vay caminho da morte»; «*Empero* prometo te que muyto boõ remedio he fugir e mudar o lugar apeçonhẽtado».

emprasto, *subs.* (do lat. *emplastru-m*). O mesmo que *emplastro*; medicamento de uso externo que se coloca num pedaço de tecido sobre a pele. Formas: emprasto (1). Contexto: «cõ mostarda pisada e faze *emprasto*».

encher, *vb.* (do lat. *implere*). Atestar, prover. Formas: encher (1). Contexto: «sempre querẽ *encher* seus vẽtres».

encima de, *loc. adv.* (*em* + *cima*, este do grego κῦμα, onda). Sobre. Formas: ẽçima da (1). Contexto: «põlho *ẽçima* da apostema».

endereçar, *vb.* (segundo José Pedro Machado, é formado de *adereçar*, este por sua vez do lat. **addirectiare*; segundo Houaiss, do lat. **indirectionare*, este do part. pass. de *dirigere*). Dirigir, encaminhar, preparar, compor, aparelhar, posicionar. Formas: endereçã (1). Contexto: «cõ todas as outras heruas que *endereçã* ho spirito interior».

enfermo, *adj.* Formas: emferma (1). Contexto: «nõ sinte sy ser ferida nẽ *emferma*».

enfermo, *subs.* (do lat. *infirmus, a, um*). Doente. Formas: ẽfermo (2); ẽfermos (2); enfermos (4). Contextos: «empero ho *ẽfermo* vay caminho da morte»; «Ergo he neçessario que todo *ẽfermo* se proueja de boõ fisico»; «os *ẽfermos* soomẽte esguardã as ourinas»; «andaua de casa em casa curãdo *ẽfermos*»; «quãdo visitã os *enfermos* deuem de star afastados delles».

enfraquecer, *vb.* (de *em* + *fraco* + *ecer*). Delibitar, desalentar. Formas: emfraqueçe (1); emfraqueçer (1). Contextos: «assi *emfraqueçe* por o çujo fedor»; «A primeyra que faz *emfraqueçer* os corpos».

enganar, *vb.* (do lat. *ingannare*). Induzir alguém em erro; lograr. Formas: ẽganados (1); emganados (1). Contextos: «e lygeyramẽte sam *ẽganados*»; «muytos medicos sã *emganados*»

enquanto, *loc. conj.* (de *em* + *quanto*). No tempo em que. Formas: em quanto (1). Contexto: «em tal tempo se deue de euitar *em quanto* for possiuel».

ensanhar, *vb.* (de *em* + *sanha*, este talvez do lat. *insania-m*, loucura). O mesmo que *assanhar*; provocar sanha; enfurecer. Formas: ensanha (1). Contexto: «A morte se *ensanha* ha çidade se filha e toma dos jmigos».

ensopar, *vb.* (de *em* + *sopa*, este talvez do germ. *suppa*). Embeber; encharcar. Formas: ẽssopado (1). Contexto: «e emtã leuaua cõmigo huũa sponja ou paão *ẽssopado* em vinagre».

entanto que, *loc. conj.* Formas: emtãto que (2). Contextos: «*emtãto que* senssualmẽte pareçe aos homẽs mudança do aar».

então, *adv.* (do lat. *intunc*). Nesse ou naquele momento. Formas: emtã (4); emtam (2); emtõ (5); emtom (1). Contextos: «E ysto nõ poder auer *emtã* coma paão»; «e *emtõ* a peçonha espalha se per os mẽbros de toda parte»; «se for muyto fraco *emtom* podera dormir despois do meo dia».

entrar, *vb.* (do lat. *intrare*). Ingressar. Formas: emtra (1); emtrar (1); entrar (1); entraras (1); entre (1); ẽtre (1). Contextos: «abre os poros do homẽ e *emtra* atee o coraçã»; «e nõ cõsinta *emtrar* ho aar seco»; «e nõ cõsintem *entrar* as cousas peçonhẽtas»; «estas cousas seguramẽte *entraras* em pouoo»; «E tal fumo *entre* per a boca e por os narizes»; «nõ *ẽtre* em ella ho aar peçonhẽtado».

ergo, *adv.* (do lat. *ergo*, este de *e rogo*). Assim, portanto, por conseguinte. Formas: ergo (9). Contextos: «Apure se *ergo* e asutileze se a casa por clara chama ou flama»; «toma se *ergo* duas vezes no dia».

erva, *subs.* (do lat. *herba*). Planta rasteira. Formas: herua (2); heruas (3). Contextos: «escassamẽte pode nẽhũa *herua* tal peçonha reuogar»; «cõ todas as outras *heruas* que endereçã ho spirito interior».

escapar, *vb.* (do lat. **excappare*, deitar fora a capa). Salvar-se, esquivar-se. Formas: escapar (1); escapara (1); escapey (1). Contextos: «nõ podiã creer que eu podesse viuer e *escapar*»; «por este modo reger *escapara* muytos perijgos»; «e assi *escapey* de tal pestilẽcia».

escassamente, *adv.* (de *escasso*, este do lat. vulg. **excarsus, a, um*, part. Do verbo *excerpere*, separar). Formas: escassamẽte (1). Contexto: «em modo que *escassamẽte* pode nẽhũa herua tal peçonha reuogar».

escrever, *vb.* (do lat. *scribere*). Passar a letra manuscrita. Formas: escreue (1); screuer (1); scriptas (2). Contextos: «assi como se *escreue* em o terçeyro liuro dos amforismos»; «dos ditos dos mays autẽticos medicos, *screuer*»; «emtam huse homẽ dos remedios abayxo *scriptas*».

escurecer, *vb.* (de *escuro*, este do lat. *obscurus, a, um*). Tornar escuro; perder a claridade. Formas: escureçẽ (2); escureçer (1). Contextos: «Os olhos do aar empeçonhẽtado logo *escureçẽ*»; «tal estio muytas vezes *escureçẽ*, ou pareçẽ *escureçer* os dias».

escusar, *vb.* (do lat. *excusare*). Evitar, eximir, isentar. Formas: escusar (1); escuse (1). Contextos: «nõ me pude *escusar* de cõpanhia de gẽte»; «sentir estas cousas que *escuse* o sõno».

esguardar, *vb.* (de *guardar*, este do germânico **wardon*). Resguardar, acautelar. Formas: esguardã (1); sguarda (1). Contextos: «soomẽte *esguardã* as ourinas»; «mays dereytamente fere e *sguarda* aquelle ou aqueloutro».

esmorecer, *vb.* (do lat. *esmorescere*, freq. de *emori*, morrer). Afrouxar, perder a força. Formas: esmoreçer (1). Contexto: «e se sangre atee *esmoreçer*».

espaçar, *vb.* (do lat. *spatiare*). Dilatar, ampliar, demorar. Formas: espaçãdo (1). Contexto: «de sy lançar andãdo ou *espaçãdo* huũ pouco».

espaço, *subs.* (do lat. *spatiu-m*). Extensão indefinida; área. Formas: espaço (1). Contexto: «suba huũ boõ *espaço* sobre o nosso orizonte».

espádua, *subs.* (do lat. *spatula-m*, ramo de palmeira). Ombro. Formas: espadoas (1). Contexto: «E se polla ventura for açerca das *espadoas*, mĩguaras o sangue cõ ventosas».

espalhar, *vb.* (de *es* + *palha*, este do lat. *palea-m*). Disseminar, estender. Formas: espalha (1). Contexto: «emtõ a peçonha *espalha* se per os mẽbros».

espargir, *vb.* (do lat. *spargere*). O mesmo que aspergir; espalhar; derramar um líquido. Formas: espargida (1). Contexto: «coma da aruda lauada em agoa limpa *espargida* cõ sal e noz nozcada».

espécia, *subs.* (do lat. *species*). Especiaria, ingrediente. Formas: speçias (1). Contexto: «E as *speçias* que comuũmente cõuem a comer, sam gingiure, canela, cuminhos».

especial, *adj.* (do lat. *speciale-m*). Particular, peculiar. Formas: speciaaes (2); Contextos: «os outros mẽbros *speciaaes* dos humores vistosos»; «traz a peçonha ao coraçã e aos outros mẽbros *speciaaes*».

esperar, *vb.* (do lat. *sperare*, este por sua vez de *spes*). Aguardar, estar à espera de. Formas: espere (1); spere (1). Contextos: «sempre *espere* de muyto viuer»; «*spere* per huũ meo dia».

espertar, *vb.* (de *esperto*). Despertar, estimular, excitar. Formas: esperta (2). Contextos: «pouco minguamento de sangue *esperta* a peçonha»; «pequena sayda de sangue mais fortemente *esperta* a peçonha».

esperto, *adj.* (do lat. vulg. *expertus, a, um*, part. pass. de *expergere*). Desperto, acordado. Formas: esperto (1). Contexto: «todo ẽfermo se proueja de boõ fisico e bẽ *esperto*».

espinhaço, *subs.* (de *espinha*). Coluna vertebral. Formas: espinhaço (1). Contexto: «E se for em o *espinhaço* mingua sobre a vea»

espírito, *subs.* (do lat. *spiritu-m*). Alma humana. Formas: spirito (1); spiritos (2); sprito (3). Contextos: «cõ todas as outras heruas que endereçã ho *spirito* interior»; «dos q*ua*aes se corrõpẽ os *spiritos* vitaes em ha creatura viuẽte»; «se recrea o coraçõ e o *sprito* do homẽ»; «a peçonha intrinseca pertorua o *sprito* vital».

esponja, *subs.* (do lat. *spongia-m*, este do grego σπογγιά). Objecto que observe líquidos. Formas: sponja (1). Contexto: «e emtã leuaua cõmigo huũa *sponja*».

esquentar, *vb.* (do lat. **excalentare*). Aquecer; aumentar a temperatura. Formas: esqueẽtã (1); squeẽta (1). Contextos: «cõtorua os olhos e *squeẽta* a cabeça de cada huũ».

esquerdo, *adj.* (talvez do basco *ezker*). Do lado do coração. Formas: esquerdo (3). Contexto: «se sãgre em o braço *esquerdo* do figado»; «se sãgre em o braço *esquerdo* do figado»; «façase como dito he do braço *esquerdo*».

esquivar, *vb.* (talvez do germ. *skiuhan*). Evitar, fugir ao perigo. Formas: esquiuar (1); esquiuaras (1); esquiue (1). Contextos: «deuẽ de euitar e de sy *esquiuar* as causas de tal podridõ»; «Itẽ per esta meesma causa se euite e *esquiue*».

esse, *pron. dem.* (do lat. *ipse, ipsa, ipsum*). Formas: isso (1); jsso (1); ysso (7). Contextos: «*Isso* mesmo se euitẽ todos os fructos se nõ forẽ azedos»; «As vezes *jsso* mesmo veẽ de corpos mortos»; «E *ysso* meesmo deues de comer».

estantes, *adj.* (do lat. *stante-m*, part. pres. de *stare*). É a tradução da palavra *stantibus* que ocorre na versão latina. Formas: estantes (1). Contexto: «*Estantes* ergo assi estas cousas quãdo se homẽ sente ser tocado da peçonha pestilẽçial».

estar, *vb.* (do lat. *stare*). Formas: esta (3); estam (2); estando (1); estar (2); este (4); estẽ (1); stam (1); star (2). Contextos: «*esta* antre o dedo demostrador e ho dedo polegar»; «em algũas casas *estam* as agoas çujas por dous e tres dias»; «o homẽ *estando* em o sõno traz em si muytos vapores»; «em tẽpo de pestilencia milhor he *estar* em casa que andar fora»; «Em casa sempre *este* fogo açeso»; «e as genelas ou frestas pera ho meo dia ou p*er*a ho sul *estẽ* çarradas»; «abrã se as que *stam* pera o norte»; «nõ deue de *star* em ajũtamento do pouoo».

este, *pron. dem.* (do lat. *iste, ista, istud*). Formas: esta (8); estas (14); este (1); estes (3); esto (2); estos (1); isto (1); jsto (2); ysto (6); destas (1). Contextos: «e tãbẽ *esta* causa he as vezes particular»; «*Estas* cousas sam assy ditas das causas da pestilençia»; «qualquer que se por *este* modo reger escapara muytos perijgos»; «e *estes* maaos humores se lançã fora»; «e *esto* acõteçe muytas vezes»; «digo que *esto* pode aqueçer por duas causas»; «Eu çertamente todos *estos* remedios prouey»; «e emtã se *isto* mujto durar he pera temer»; «e *jsto* porque apareçẽ bõas ourinas e boõas augoas»; «E *ysto* nõ poder auer emtã coma paão», «say *destas* cousas assy pisadas augoa ou çumo».

estio, *subs.* (do lat. *aestiuu-m*). Verão. Formas: estio (2). Contextos: «quando em huũ dia do *estio* e do alto veraão se muda a manhaã»; «Segũdo sinal he quando ẽ tal *estio* muytas vezes escureçẽ».

estômago, *subs.* (do lat. *stomachu-m*). Formas: estamago (1). Contexto: «e ysto cõ o *estamago* gejuũ».

estorvar, *vb.* (do lat. *exturbare*). Impedir, embaraçar. Formas: estoruar (1). Contexto: «se ho senhor Deus todo poderoso ho nõ quitar e *estoruar*».

estrebaria, *subs.* (formação provável do lat. *stabulu-m*). Curral onde se recolhem bestas; cavalariça. Formas: estrebarias (1). Contexto: «de *estrebarias*, de cãpos, de ruas».

estrela, *subs.* (do lat. *stella-m*). Formas: estrela (1). Contexto: «ou da parte de *estrela* do Sul».

eu, *pron. pes.* (do lat. *ego*). Pron. pessoal da 1ª pessoa do singular. Formas: eu (4). Contextos: «nõ podiã creer que *eu* podesse viuer e escapar»; «mas *eu* rogo mujto que se nõ ponha».

evitar, *vb.* (do lat. *euitare*). Esquivar-se, furtar-se. Formas: euitar (5); euitaras (1); euite (4); euitẽ (2). Contextos: «toda multidom de pouoo e comunidade em tal tempo se deue de *euitar*»; «e per esta mesma causa *euitaras* e esquiuaras todo ho fedor»; «E quãdo assi for que cõpanhia e ajũtamẽto de pouoo se *euite*»; «Isso mesmo se *euitẽ* todos os fructos».

F

falar, *vb.* (do lat. *fabulare*). Dizer, expor oralmente. Formas: falã (1); falãdo (1). Contextos: «superficialmẽte *falã*, e lygeyramẽte sam ẽganados»; «e por isso diz ho verso poetico *falãdo* do apareçimẽto da cometa».

fame, *subs.* (do lat. *fame-m*). O mesmo que *fome*; necessidade de comer, apetite. Formas: fame (1). Contexto: «ho pouoo padeçe *fame* e pestilẽcia».

fazer, *vb.* (do lat. *facere*). Executar, efectuar. Formas: faça (1); façam (1); façase (6); fara (1); faria (1); faz (7); faze (1); fazẽ (1); fazer (3); feyto (2). Contextos: «e *faça* se fogo claro de lenha»; «E todas estas cousas se *façam* se homẽ nõ dormir antes que conheça que tem apostema»; «*façase* meezinha em tal maneira»; «que *fara* homẽ se teuer o sõno natural»; «a qual cousa nõ se *faria* se o homẽ andar em mouimẽto»; «lança o mal de fora e *faz* o homẽ ser muyto saão»; «Toma folhas de sabugo pisadas e cõ mostarda pisada e *faze* emprasto»; «Quinto sinal, he quando se *fazẽ* mujtas relãpados e trouoadas»; «e assi ho deuẽ de *fazer* os seruidores dos enfermos»; «*Feyto* por ho reuerendissimo Senhor dom Raminto bispo Arusiẽsi».

febre, *subs.* (do lat. *febre-m*). Subida da temperatura corporal. Formas: febre (1); febres (2). Contextos: «e tal morbo ou jnfirmidade as vezes he *febre*»; «nõ conheçẽ taes *febres* serẽ pestilẽçiaes».

fechar, *vb.* (de *fecho*, este de origem obscura; segundo uns, do lat. *pestulu-m*; segundo outros, do lat. *pessulu-m*; outros ainda do cast. *fecha*, este do lat. *facta*). Formas: fechẽ (1). Contexto: «*Fechẽ* se ergo as frestas ou genelas».

fedor, *subs.* (do lat. *foetore-m*). Mau cheiro. Formas: fedor (5); fedores (1). Contextos: «ha hi podridõ de agoas e *fedor* dellas»; «taes agoas çujas causam grãdes *fedores*».

fedorento, *adj.* (de *fedor*). Que cheira mal; fétido. Formas: federentos (1). Contexto: «ou de corrupçõ de pauees e charcos ou chafarizes çujos podres e *federentos*».

ferir, *vb.* (do lat. *ferire*). Golpear, causar ferimento. Formas: feere (1); fere (3); ferida (3); ferido (2). Contextos: «e assy corrupto *feere* ho coraçõ»; «Do sul he vẽto inchado e agraua o ouuido *fere* o coraçã»; «despois q*ue* a vea for *ferida* ou aberta aproueyta muyto tomar muyto prazer»; «esta apeçonhẽtado e *ferido* da pestilẽçia».

fígado, *subs.* (do lat. *ficatu-m*, este de *ficus*, figo). Formas: figado (1). Contexto: «que se sãgre em o braço esquerdo do *figado*».

figo, *subs.* Formas: figos (1). Contexto: «tome auelaãs, *figos* passados e aruda».

filhar, *vb.* (segundo José Pedro Machado, de *filho*; segundo Carolina Michaẽlis, do lat. *piliare*, pilhar; segundo outros, do lat. *fibulare*). Segurar, tomar, agarrar. Formas: filha (1). Contexto: «A morte se ensanha ha çidade se *filha* e toma dos jmigos».

fim, *subs.* (do lat. *fine-m*). Termo, limite. Formas: fim (1). Contexto: «abreuiã seus dias e tẽpos da sua *fim*».

finalmente, *adv.* (de *final*, este do lat. *finale-m*). Formas: finalmẽte (1). Contexto: «onde *finalmẽte* digo que toda multidom de pouoo e comunidade em tal tempo se deue de euitar».

físico, *subs.* (do grego φυσικός). Médico. Formas: fisico (1). Contexto: «todo ẽfermo se proueja de boõ *fisico* e bẽ esperto».

flama, *subs.* (do lat. *flamma-m*). Chama. Formas: flama (1). Contexto: «Apure se ergo e asutileze se a casa por clara chama ou *flama*».

fluxo, *subs.* (do lat. *fluxu-m*). Acto de fluir; escoamento ou movimento de líquidos. Formas: fluxu (1). Contexto: «em alguũ que teẽ corrença ou *fluxu* do ventre».

fogo, *subs.* (do lat. *focu-m*). Formas: fogo (2). Contextos: «Em casa sempre este *fogo* açeso»; «e faça se *fogo* claro de lenha».

folgança, *subs.* (de *folgar*, este do lat. *follicare*). Acto de folgar; folia; divertimento; descanso. Formas: folgança (1). Contexto: «em modo que sempre deseja *folgança*».

folha, *subs.* (do lat. *folia*, plural de *folium*). Formas: folhas (2). Contexto: «cõ vinagre rosado e *folhas* de vinhas»; «Toma *folhas* de sabugo pisadas».

fora, *adv.* (do lat. *foras*). Na parte exterior. Formas: fora (5). Contextos: «milhor he estar em casa que andar *fora*»; «lãça *fora* os maaos humores»; «lança o mal de *fora*».

fortemente, *adv.* (do lat. *forte*, este do lat. *forte-m*). Formas: fortemente (1). Contexto: «mais *fortemente* esperta a peçonha».

fraco, *adj.* (do lat. *flaccus, a, um*). Formas: fraco (2). Contextos: «ou em alguũ muyto *fraco*»; «se for muyto *fraco* emtom podera dormir».

frei, *subs.* (de *freire*, este do lat. *fratre-m*, irmão). Frade. Formas: frey (1). Contexto: «E tralladado de latim em lingoagẽ per ho reuerẽdo padre *frey* Luys de Ras».

fresta, *subs.* (do lat. *fenestra-m*). Janela, abertura. Formas: fresta (1); frestas (3). Contextos: «teẽdo o rostro pera genela ou *fresta*»; «muytas vezes teer as *frestas* pera ho norte ou pera o leuante abertas».

freuma, *subs.* (do grego. φλέγμα). O mesmo que *fleuma*; um dos humores corporais. Formas: freuma (2). Contexto: «ajnda que pigmẽta purga o çerebro da *freuma*».

frio, *subs.* (do lat. *frigidu-m*). Formas: frio (1). Contexto: «e sente de bayxo de *frio* grãde quẽtẽtura».

frol, *subs.* (do lat. *flore-m*). O mesmo que *flor*. Formas: froles (1). Contexto: «canela, cuminhos, *froles* de heruas cheyrosas».

fruto, *subs.* (do lat. *fructu-m*). Formas: fructo (1); fructos (1). Contextos: «todo ho *fructo* traz podridõ»; «Isso mesmo se euitẽ todos os *fructos* se nõ forẽ azedos».

fugir, *vb.* (do lat. *fugere*). Pôr-se em fuga, afastar-se. Formas: fugir (2). Contexto: «deue homẽ de *fugir* dos aares peçonhẽtos»; «muyto boõ remedio he *fugir* e mudar o lugar apeçonhẽtado».

fumo, *subs.* (do lat. *fumu-m*). Formas: fumo (2); fumos (1). Contextos: «e façase tãbem cõ *fumo* de boõas heruas»; «E tal *fumo* entre per a boca e por os narizes»; «procedem humores e *fumos* peçonhẽtos».

G

gengibre, *subs.* (do árabe *zindijbil*). Planta medicinal e culinária. Formas: gingiure (1). Contexto: «E as speçias que comuũmente cõuem a comer, sam *gingiure*, canela, cuminhos».

gente, *subs.* (do lat. *gente-m*). Pessoa, conjunto de pessoas. Formas: gẽte (2); gẽtes (1). Contextos: «Em Mõpilher nõ me pude escusar de cõpanhia de *gẽte*»; «q*ua*ndo ha cometa apareçe acõteçẽ mortes de *gẽtes* em bathalhas».

gerar, *vb.* (do lat. *generare*). Criar, originar. Formas: geera (1). Contexto: «e assy se *geera* ha pestilẽçia per esta causa».

glória, *subs.* (do lat. *gloria-m*). Formas: gloria (1). Contexto: «e da bẽta virgẽ Maria sua madre seja *gloria* e louuor pera sempre».

glorioso, *adj.* (do lat. *gloriosus, a, um*). Formas: gloriosa (1). Contexto: «Em louuor da santissima trijndade, e da *gloriosa* virgẽ Maria».

grande, *adj.* (do lat. *grande-m*). De dimensões avantajadas. Formas: grãde (14); grãdes (1); gramde (1); grande (4). Contextos: «he pera temer *grãde* pestilẽcia»; «taes agoas çujas causam *grãdes* fedores»; «He ergo *gramde* remedio sy se alguẽ sentir apeçonhẽtado»; «he pera temer de vijr *grande* pestilençia».

grão, *adj.* (de *grande*). Formas: gram (1). Contexto: «E tãbem a alegria do coraçõ he *gram* remedio pera a saude do corpo».

guardar, *vb.* (do germânico **wardon*). Vigiar, defender, cumprir, conservar. Formas: guardando (1); guardar (3); guarte (1); guardes (1). Contextos: «e assi *guardando* estas cousas seguramẽte entraras em pouoo ou amtre gẽte»; «deue se homẽ de *guardar* em tempo da pestilencia»; «E em os mantijmẽtos *guarte* das cousas queẽtes»; «E por ysso te digo que em toda maneyra te *guardes* que nõ reçebas do baffo de outrẽ».

H

haver, *vb.* (do lat. *habere*). Existir; ter. Formas: ajamos (1); auer (2); ha (8). Contextos: «agora *ajamos* de veer per que modo e como se deue homẽ de guardar da pestilẽcia»; «E ysto nõ poder *auer* emtã coma pããо»; «quando *ha* hy muytas moscas em ha terra»; «esto acõteçe muytas vezes onde *ha* lugares podres e corruptos».

hepático, *adj.* (do grego ἡπατικός). Relativo ao fígado. Formas: epatica (1). Contexto: «na vea *epatica* .s. em a vea que he açerca do dedo mais pequeno».

hissope, *subs.* (do grego ὕσσωπος). Objecto para aspergir água. Formas: ysope (1). Contexto: «e de alosna e *ysope* e arruda».

homem, *subs.* (do lat. *homine-m*). Formas: homẽ (28); homẽs (4). Contextos: «corrõpe os spiritos vitaes ẽ ho *homẽ*»; «porque se nõ apeçonhẽte *homẽ* do aar apeçonhẽtado»; «emtam huse *homẽ* dos remedios abayxo scriptas»; «e daquella villa morrẽ *homẽs* e daqueloutra nõ».

hora, *subs.* (do lat. *hora-m*). Formas: hora (2); horas (1). Contextos: «atee hũa *hora* depois do meo dia»; «se possa tomar por hũa *hora* despois de comer»; «o homẽ ja apeçonhẽtado em todas as *horas* teẽ grãde desejo de dormir».

horizonte, *subs.* (do lat. *horizonte-m*, este do grego ὁρίζων, οντος). Espaço da superfície terrestre visível. Formas: orizonte (1). Contexto: «suba huũ boõ espaço sobre o nosso *orizonte*».

húmido, *adj.* (do lat. *humidus, a, um*). Molhado. Formas: humido (1). Contexto: «ho aar apeçonhẽtado he *humido* e faz podridõ».

humildosamente, *adv.* (de *humilde*, este, segundo uns, regressivo de *humildar*; segundo outros, do lat. *humile-m*). Formas: humildosamẽte (1). Contexto: «que homẽ primeiramẽte ha de cõfessar seus pecados *humildosamẽte*».

humor, *subs.* (do lat. *humore-m*). Substância líquida que circula no corpo. Formas: humores (9). Contexto: «dos corpos apeçonhẽtados procedem *humores*»; «çarrã os poros e os meatos e os caminhos dos *humores*».

I

idade, *subs.* (do lat. *aetate-m*). O tempo que passou desde o nascimento. Formas: ydade (1). Contexto: «se a *ydade* ou outra cousa for em cõtrayro».

iguaria, *subs.* (segundo Corominas, do cast. *gollería*). Comida refinada e apetitosa. Formas: yguaria (1). Contexto: «E ysso meesmo deues de comer boõ manjar e bõa *yguaria* com boõ vinho puro».

imaginação, *subs.* (do lat. *imaginatione-m*). Capacidade de criar, evocar e representar imagens. Formas: ymaginaçam (1). Contexto: «porque *ymaginaçam* faz causa e perijgo».

imigo, *subs.* (do lat. *inimicu-m*). O mesmo que *inimigo*; adversário. Formas: jmigos (1). Contexto: «A morte se ensanha ha çidade se filha e toma dos *jmigos*».

impedimento, *subs.* (do lat. *impedimentu-m*). Acto ou efeito de impedir; estorvo; obstáculo. Formas: impedimẽto (1). Contexto: «poõe grãde *impedimẽto* aa maa influencia do çeeo».

impedir, *vb.* (do lat. *impedire*). Dificultar a acção; estovar. Formas: impedir (1). Contexto: «deue reuogar e *impedir* per alguũ andar em jardijs ou em campos».

impidoso, *adj.* (de *impedir*). Que impede; impeditivo. Formas: jnpidoso (1). Contexto: «por ysso nõ pareçe se neçessario mas antes *jnpidoso*».

impressão, *subs.* (do lat. *impressione-*

-*m*). Acto ou efeito de imprimir; marca; vestígio; influência. Formas: empresam (1); ẽpressam (1); jmpressam (1). Contextos: «ha *empresam* do aar corrõpe os spiritos vitaes»; «por ha *ẽpressam* dos çeos corrõpe ho aar»; «quando da *jmpressam* celestrial corrõpẽte ho aar».

inchamento, *subs.* (de *inchar*). Inchaço; dilatação. Formas: inchamento (1); inchamẽto (1). Contextos: «grãde *inchamento* tras apodrentamento dos humores»; «todo ho *inchamẽto* do ventre que veẽ per muyto comer».

inchar, *vb.* (do lat. *inflare*). Dilatar; fazer aumentar de volume. Formas: inchado (1). Contexto: «Do sul he vẽto *inchado* e agraua o ouuido fere o coraçã».

inclinar, *vb.* (do lat. *inclinare*). Pender, tender. Formas: inclinar (1). Contexto: «se deue o homẽ de afastar do mal e *inclinar* se ao bẽ».

indirançar, *vb.* (talvez do lat. *induratio, onis*, este de *indurare*). O mesmo que *endurecer*. Formas: jndirãçe (1). Contexto: «porque assi *jndirãçe* as cousas de dentro».

indisposição, *subs.* (de *in* + *disposição*). Incómodo físico; mal-estar. Formas: jndisposiçã (1). Contexto: «se ẽpeçonhẽtã os corpos da *jndisposiçã* ou da maa desposiçã dos çeos».

inferior, *adj.* (do lat. *inferiore-m*). Situado abaixo de. Formas: jnferior (4). Contexto: «e as vezes p*ro*çede da rayz *jnferior*».

infirmidade, *subs.* (do lat. *infirmitate-m*). O mesmo que *enfermidade*; doença, debilidade corporal. Formas: infirmidade (1); infirmidades (1); jnfirmidade (2); jnfirmidades (1). Contextos: «que nẽguẽ nõ tema morte, sem teer *infirmidade* pestilencial»; «taaes *infirmidades* pestilençiaaes sam cõtagiosas»; «deues de notar que os corpos mays despostos a *jnfirmidade* e a morte sam os corpos quẽtes»; Se taaes *jnfirmidades* pestilẽçiaes sam cõtagiosas .s. se se apegã».

influência, *subs.* (do lat. medieval *influentia-m*, este de *influens, entis*, part. pres. de *influrere*). Acto ou efeito de influir; acção que uma pessoa ou coisa exerce sobre outra. Formas: influencia (1); jnfluençia (1). Contextos: «poõe grãde impedimẽto aa maa *influencia* do çeeo»; «Da parte do agẽte quando aquella *jnfluençia* sobre celestial mays dereytamente fere».

inspirar, *vb.* (do lat. *inspirare*). Introduzir nos pulmões. Formas: jnspirado (1). Contexto: «ho aar *jnspirado* as vezes he peçonhẽto».

interior, *adj.* (do lat. *interiore-m*). Relativo à parte de dentro. Formas: interior (1). Contexto: «cõ todas as outras heruas que endereçã ho spirito *interior*».

intrínseco, *adj.* (do lat. *intrinsecus, a, um*). Que é próprio de algo; inerente. Formas: intrinseca (2). Contexto: «em ho sõno ha queẽtura *intrinseca*, caladamẽte traz a peçonha ao coraçã»; «a peçonha *intrinseca* pertorua o sprito vital».

Inverno, *subs.* (do lat. *hibernu-m*). Formas: inuerno (1). Contexto: «e tãbem he boõ assi em ho *inuerno* como no veraão cheirar cousas azedas».

ir, *vb.* (do lat. *ire*, embora com formas emprestadas do verbo *esse* e do verbo *uadere*). Partir; avançar; andar; dirigir-se para. Formas: vaã (2); vay (1); vay te (1); yr (1). Contextos: «e os que *vaã* ameude aos banhos»; «como dito he que *vaã* ou estam pera o sul»; «ho ẽfermo *vay* caminho da morte»; «*vay* te ao boticayro»; «emtam leyxe *yr* a vea aberta».

ira, *subs.* (do lat. *ira-m*). Cólera. Formas: yra (1). Contexto: «que se muyto esqueẽtã cõ grãde trabalho ou grãde *yra*».

item, *subs.* (do lat. *item*). Do mesmo modo, também. Emprega-se na enumeração de artigos de leis e normas. Formas: Itẽ (2); Item (3). Contextos: «*Itẽ* per esta meesma causa se euite e esquiue»; «*Item* o homẽ que se sangra ou tenha pestenença ou nõ».

J

já, *adv.* (do lat. *iam*). Agora, então. Formas: ja (1). Contexto: «o homẽ *ja* apeçonhẽtado em todas as horas teẽ grãde desejo de dormir».

janela, *subs.* (do lat. vulg. *ianuella-m*, diminutivo de *ianua*). Formas: genela (1); genelas (2). Contextos: «teẽdo o rostro pera *genela* ou fresta»; «e as *genelas* ou frestas pera ho meo dia ou pera ho sul estẽ çarradas».

jantar, *vb.* (do lat. vulg. *iantare*). Formas: jantaras (1). Contexto: «e nõ *jantaras* atee ho meo dia».

jardim, *subs.* (do francês *jardin*, este do germânico **gard*). Terreno contíguo a uma casa onde se cultuvam flores e legumes. Formas: jardijs (1). Contexto: «deue reuogar e impedir per alguũ andar em *jardijs* ou em campos».

jejum, *subs.* (do lat. *ieiunu-m*). Privação parcial ou total de alimento. Formas: gejuũ (1). Contexto: «e ysto cõ o estamago *gejuũ*».

junípero, *subs.* (do lat. *juniperu-m*). Planta arbustiva medicinal ou o seu fruto. Formas: junipero (1). Contexto: «boõas heruas aqui scriptas .s. baga de louro, *junipero*».

juntamente, *adv.* (de *junto*, este do lat. *iunctus*). Formas: jũtamente (1); jũtamẽte (3). Contextos: «deues de comer boõ manjar e bõa yguaria com boõ vinho puro e ameude, empero nõ muyto *jũtamente*»; «se homẽ nõ quiser cortar muytas veas *jũtamẽte*, emtam leyxe yr a vea aberta ou ferida atee o retardamẽto do sangue».

L

lado, *subs.* (do lat. *latus, eris*). Cada uma das faces de uma coisa. Formas: lado (4). Contextos: «sangre se em o pee daquelle mesmo *lado* açerca do calcanhar»; «ou na maão daquelle meesmo *lado* açerca do dedo menor»

lançar, *vb.* (do lat. *lanceare*). Atirar; deitar; afastar. Formas: lãça (2); lança (2); lançã (3); lançar (1). Contextos: «alimpe da freuma e *lãça* fora os maaos humores»;

«a triaga *lãça* a peçonha fora»; «tal apostema *lança* o mal de fora»; «e assy *lança* a peçonha»; «dias e as *lançã* por canos e regos soterranhos»; «e estes maaos humores se *lançã* fora»; «onde se *lançã* verças e caldos podres»; «pode muyto bem euitar e de sy *lançar* andãdo».

largo, *adj.* (do lat. *largus, a, um*). Amplo, folgado. Formas: largos (1). Contexto: «teẽ os poros mays largos».

latim, *subs.* (do lat. *latine*). Língua Latina. Formas: latim (1). Contexto: «E tralladado de *latim* em lingoagẽ per ho reuerẽdo padre frey Luys de Ras».

lavar, *vb.* (do lat. *lauare*). Limpar com água. Formas: lauada (1); lauar (1); laue (1). Contextos: «de manhaã quãdo se alguũ aleuãtar logo coma da aruda *lauada*»; «he muyto boõ ameude *lauar* as maãos cõ augoa e vinagre»; «Muyto saã cousa he que se *laue* a boca e os olhos e as maãos ameude cada dia».

leite, *subs.* (do lat. *lacte-m*). Líquido branco segregado pelas glândulas mamárias das fêmeas dos mamíferos que serve para a alimentação. Formas: leyte (1). Contexto: «toma aquelle çumo e mistura ho cõ *leyte* de molher».

leixar, *vb.* (do lat. *laxare*, soltar, afrouxar). Deixar, abandonar, largar, permitir. Formas: leyxe (1). Contexto: «emtam *leyxe* yr a vea aberta».

lenha, *subs.* (do lat. *ligna*). Madeira para queimar. Formas: lenha (1). Contexto: «e faça se fogo claro de *lenha*».

lenho, *subs.* (do lat. *lignu-m*). Madeira. Formas: lenho (1). Contexto: «e com *lenho* de aloes que he melhor de tudo».

levante, *subs.* (do italiano *levante*). Lugar onde o sol se levanta; nascente. Formas: leuante (1). Contexto: «muytas vezes teer as frestas pera ho norte ou pera o *leuante* abertas».

levar, *vb.* (do lat. *leuare*). Transportar. Formas: leuaua (1). Contexto: «e emtã *leuaua* cõmigo huũa sponja».

leve, *adj.* (do lat. *leue-m*). Ligeiro, pouco pesado. Formas: leue (1). Contexto: «som de mais *leue* digestam».

lhe, *pron. pes.* (do lat. *illi*). A ele ou a ela; a si. Formas: lhe (1). Contexto: «querẽ que *lhe* ponhã triaga».

ligeiramente, *adv.* (de *ligeiro*, este do francês *léger*; este por sua vez do lat. popular **leuiariu-m*, de *leuis*). Formas: ligeyramente (1); ligeyramẽte (1); lygeyramẽte (1). Contextos: «onde *ligeyramente* se acõteçe huũ seer empeçonhentado do outro»; «muy *ligeyramẽte* se ẽpeçonhẽtã os corpos»; «e *lygeyramẽte* sam ẽganados».

limpo, *adj.* (do lat. *limpidus, a, um*). Asseado, livre de sujidade. Formas: limpa (1); limpas (1). Contextos: «aruda lauada em agoa *limpa*»; «hũa ou duas bem *limpas*».

linguagem, *subs.* (do provençal *lenguatge*, este do lat. *lingua*). Formas: lingoagẽ (1). Contexto: «E tralladado de latim em *lingoagẽ* per ho reuerẽdo padre frey Luys de Ras».

livro, *subs.* (do lat. *libru-m*). Obra,

tratado. Formas: liuro (2). Contexto: «diz Auicena no quarto *liuro*»; «assi como se escreue em o terçeyro *liuro* dos amforismos».

logo, *adv.* (do lat. *loco*). Imediatamente. Formas: logo (6). Contextos: «quãdo se alguũ aleuãtar *logo* coma da aruda lauada»; «Os olhos do aar empeçonhẽtado *logo* escureçẽ»; «e *logo* despois de comer tem desejo de dormir».

louro, *subs.* (do lat. *lauru-m*). Espécie de árvore de folhas aromáticas; loureiro. Formas: louro (1). Contexto: «boõas heruas aqui scriptas .s. baga de *louro*, junipero».

louvor, *subs.* (de *louvar*). Acto ou efeito de louvar, elogio. Formas: louuor (2). Contexto: «seja gloria e *louuor* pera sempre»; «Em *louuor* da santissima trijndade».

lugar, *subs.* (do lat. *locale-m*). Sítio, local. Formas: lugar (5); lugares (3). Contextos: «e mudar o *lugar* apeçonhẽtado»; «faz podridõ em a casa ou em *lugar* onde dormẽ»; «e assi dos outros *lugares* em os quaaes apareçer a apostema»; «esto acõteçe muytas vezes onde ha *lugares* podres e corruptos».

luxúria, *subs.* (do lat. *luxuria-m*). Sensualidade, lascívia, licenciosidade sexual. Formas: luxuria (2). Contextos: «sã os corpos desordenados em *luxuria* e coyto»; «E por cõseguinte todo o coyto e toda *luxuria*».

M

maçã, *subs.* (do lat. *matiana-m*). Fruto da macieira. Formas: maçaã (1). Contexto: «ou huũ pequeno de pero ou *maçaã* em lugar de meezinha».

madre, *subs.* (do lat. *matre-m*). Formas: madre (1). Contexto: «e da bẽta virgẽ Maria sua *madre* seja gloria e louuor p*er*a sempre».

maduro, *adj.* (do lat. *maturus, a, um*). Diz-se do fruto que atingiu o desenvolvimento necessário para ser comido. Formas: madura (1). Contexto: «porque a apostema mais çedo e milhor seja *madura*».

maiormente, *adv.* (de *maior*, este do lat. *maiore-m*, comparativo de *magnus*). Formas: mayormẽte (2). Contexto: «e *mayormẽte* se veẽ da parte do meo dia»; «e ysto seja *mayormẽte* em tẽpo de neuoeiro e chuuoso».

mais, *adv.* (do lat. *magis*). Formas: mais (10); mays (5). Contextos: «teẽ os corpos *mais* dispostos pera reçeber ha pestilẽcia»; «aquelle he *mays* desposto aa morte que aqueloutro».

mal, *subs.* (do lat. *malu-m*). Desgraça, calamidade. Formas: mal (2). Contextos: «se deue o homẽ de afastar do *mal* e inclinar se ao bẽ»; «lança o *mal* de fora e faz o homẽ ser muyto saão».

maneira, *subs.* (do lat. popular *manuaria*, formado de *manuariu-m*). Modo, forma. Formas: maneira (1); manejras (1); maneyra (3). Contextos: «e seja rompida façase meezinha em tal *maneira*»; «ha natureza he por muytas *manejras* agrauada»; «E por ysso te digo que em toda *maneyra* te guardes que nõ reçebas do baffo de outrẽ»; «em nẽhũa *maneyra* nõ deue de dormir».

manhã, *subs.* (do lat. vulgar **maneana*). Formas: manhaã (4). Contexto: «em huũ dia do estio e do alto veraão se muda a *manhaã* muytas vezes»; «pela *manhaã* sejam os manjares cozidos».

manifesto, *adj.* (do lat. *manifestus, a, um*). Que é visível; evidente. Formas: manifesto (1). Contexto: «he assaz *manifesto*, que em o tẽpo do sõno o sprito vital repousa».

manjar, *subs.* (do francês *manger*, este por sua vez do verbo lat. *manducare*). Iguaria, alimento delicado. Formas: manjar (1); manjares (1). Contextos: «E ysso meesmo deues de comer boõ *manjar*»; «pela manhaã sejam os *manjares* cozidos».

mantimento, *subs.* (de *manter*). Alimento; o que é necessário para viver. Formas: mantijmentos (1); mantijmẽto (1); mantijmẽtos (1). Contextos: «todos os *mantijmentos* quãto som de mais leue digestam tãto som milhores»; «Quãto he ao teu *mantijmẽto* digo te que a triaga te he muyto prouey»; «E em os *mantijmẽtos* guarte das cousas queẽtes».

mão, *subs.* (do lat. *manu-m*). Formas: maão (3); maãos (3). Contextos: «na *maão* daquelle meesmo lado açerca do dedo menor»; «he muyto boõ ameude lauar as *maãos* cõ augoa e vinagre».

mar, *subs.* (do lat. *mare-m*). Oceano. Formas: mar (1). Contexto: «ho *mar* se faz cruel».

mas, *conj.* (de *mais*, este do lat. *magis*). Formas: mas (12). Contexto: «*mas* porque muytos sem grãde perda nõ podẽ mudar o lugar»; «*Mas* em tẽpo de pestilencia milhor he estar em casa que andar fora»; «por ysso nõ pareçe se neçessario *mas* antes jnpidoso».

massa, *subs.* (do lat. *massa-m*). Matéria pastosa. Formas: massa (1). Contexto: «pouco creçente apeçonhẽta toda a *massa*».

mau, *adj.* (do lat. *malus, a, um*). Pernicioso, ruim. Formas: maa (2); maaos (3); maos (1). Contextos: «e poõe grãde impedimẽto aa *maa* influencia do çeeo»; «alimpe da freuma e lãça fora os *maaos* humores»; «he cheo de *maos* humores».

me, *pron. pes.* (do lat. *me*). Formas: me (2). Contextos: «Em Mõpilher nõ *me* pude escusar de cõpanhia de gẽte»; «melhor *me* pareçe soo a cousa amargosa que queẽtura».

meão, *subs., adj.* (de *mediano*, este do lat. *medianus*). Médio. Formas: meaã (5). Contextos: «sangre se em ho meo daquelle braço da vea *meaã*»; «sangrese em ha vea *meaã* daquelle meesmo braço»; «ou na *meaã* daquelle meesmo braço»; «e primeiramente minguaras a *meaã*».

meato, *subs.* (do lat. *meatu-m*). Canal, orifício. Formas: meatos (1). Contexto: «çarrã os poros e os *meatos* e os caminhos dos humores».

médico, *subs.* (do lat. *medicu-m*). Formas: medico (1); medicos (5). Contextos: «diz o grãde *medico* .s. Dauid»; «açerca das quaaes muytos *medicos* sã emganados».

meia-noite, *subs.* Formas: mea noyte (1). Contexto: «nõ deue de dormir per todo o dia atee *mea noyte*».

meio, *subs.* Formas: meo (1). Contexto: «sangre se em ho *meo* daquelle braço».

meio-dia, *subs.* Formas: meo dia (8). Contextos: «vaã ou estam p*er*a o sul atee hũa hora depois do *meo dia*»; «nõ jantaras atee ho *meo dia*»; «se veẽ da parte do *meo dia* .s. do sul».

melhor, *adj.* (do lat. *meliore-m*). Formas: melhor (2); melhores (1); milhor (3); milhores (1). Contextos: «he *melhor* de tudo»; «e sam muyto *melhores* que todas as mezinhas»; «Mas em tẽpo de pestilencia *milhor* he estar em casa que andar fora»; «todos os mantijmentos quãto som de mais leue digestam tãto som *milhores*».

membro, *subs.* (do lat. *membru-m*). Os membros do corpo. Formas: mẽbros (4); membros (1). Contextos: «Das cõformidades do coraçam e dos outros *mẽbros*»; «Quarto das cõformidades do coraçom, e dos prinçipaes *membros*».

menor, *adj.* (do lat. *minore-m*). Formas: menor (2). Contexto: «ou da vea q*ue* he açerca do dedo *menor*».

menuir, *vb.* (do lat. *minuere*). Diminuir, reduzir. Formas: menuido (1); menuyr (1). Contextos: «E despois do sangue *menuido* se for muyto fraco emtom podera dormir»; «emtõ ha de *menuyr* o sangue em a parte crucifixa».

meridional, *adj.* (do lat. tardio *meridionale-m*, este de *meridies*, meio-dia). Situado no sul. Formas: meridional (2). Contextos: «he ho vento *meridional*»; «e tãbem o vẽto *meridional* ou sul».

mês, *subs.* (do lat. *mense-m*). Período de 28-29, 30 ou 31 dias. Formas: mes (1). Contexto: «Sangria huũa vez em huũ *mes* se pode bem fazer».

mesmo, *adv.* Quase exactamente. Formas: mesmo (1). Contextos: «e em outra nõ como dito he *mesmo* onde se lançã verças e caldos podres».

mesmo, *pron. dem.* (do lat. **metipsimu-m*, este superlativo de *metipse*). O próprio. Formas: meesma (2); meesmo (8); mesma (2); mesmo (9). Contextos: «Itẽ per esta *meesma* causa se euite e esquiue»; «e ysso meesmo he muyto boõ ameude lauar as maãos cõ augoa e vinagre»; «Item per esta mesma causa se deue de euitar ho banho»; «As vezes jsso *mesmo* veẽ de corpos mortos»; «Estas cousas per my mesmo prouey».

mestre, *subs.* (do lat. *magistru-m* por influência do francês *maistre* ou do provençal *maestre*). O que ensina, o que guia. Formas: mestre (1). Contexto: «ho reuerẽdo padre frey Luys de Ras, *mestre* em sancta theologia da ordẽ de Sam Francisco».

metauro, *subs.* (do grego μετέωρος, que está no alto). O mesmo que *meteoro*; rasto luminoso na atmosfera terrestre quando ocorre atrito entre um objecto extraterrestre e a atmosfera; estrela cadente. Formas: metauros (1). Contexto: «Quarto sinal he quando ha cometa pareçe voar e segũdo diz Aristoteles em os *metauros*».

meu, *pron. pos.* (do lat. *meus, mea*).

Formas: minha (1); meos (1). Contextos: «curãdo ẽfermos por causa da *minha* pobreza»; «os *meos* cõpanheiros nõ podiã creer»

mezinha, *subs.* (do lat. *medicina-m*). Remédio, tratamento. Formas: meezinha (3); meezinhas (1); mezinhas (1). Contextos: «ou huũ pequeno de pero ou maçaã em lugar de *meezinha*»; «Em tẽpo da pestilẽcia valẽ mais cousas azedas que todalas *meezinhas*»; «sam muyto melhores que todas as *mezinhas*».

mim, *pron. pes.* (do lat. *mihi*, dativo de *ego*). Formas: my (1). Contexto: «Estas cousas per *my* mesmo prouey».

minguamento, *subs.* de *minguar*). Diminuição, redução. Formas: minguamento (1). Contexto: «pouco *minguamento* de sangue esperta a peçonha».

minguar, *vb.* (do lat. *minuare*). Diminuir, reduzir. Formas: mĩguaras (1); mingua (1); minguã (1); minguaras (1); mingue (2). Contextos: «*mĩguaras* o sangue cõ ventosas»; «E se for em o espinhaço *mingua* sobre a vea»; e *minguã* sua vida»; «e primeiramente *minguaras* a meaã»; «logo naquelle meesmo dia *mingue* ho sangue».

misturar, *vb.* (do lat. *mixturare*). Juntar várias coisas; mesclar. Formas: mesturada (1); mistura (1); misturado (1); misturẽ (1). Contextos: «agoa rosada *mesturada* cõ vinagre»; «emtõ toma aquelle çumo e *mistura* ho cõ leyte de molher»; «e todo *misturado* cõ vinagre faz muy bõa salsa»; «tomẽ cuminhos e açafram e *misturẽ* tudo cõ vinagre».

modo, *subs.* (do lat. *modu-m*). Maneira, forma. Formas: modo (3). Contexto: «agora ajamos de veer per que *modo* e como se deue homẽ de guardar da pestilẽcia»; «mingue o sangue per *modo* cõtrayro»; «e qualquer que se por este *modo* reger escapara muytos perijgos da pestilẽcia».

molhar, *vb.* (do lat. vulgar **molliare*). Amolecer; humedecer. Formas: molhada (1). Contexto: «coma paão ou hũa sopa *molhada* em vinagre».

morbo, *subs.* (do lat. *morbu-m*). Doença, enfermidade. Formas: morbo (2). Contexto: «ou lugares çujos se causa ho *morbo* ou ha chagua em ho homẽ»; «e tal *morbo* ou jnfirmidade as vezes he febre».

morrer, *vb.* (do lat. vulgar *morere* ou *morire*, estes por sua vez do verbo depoente *mori*). Falecer. Formas: morre (1); morrẽ (3). Contextos: «he assy que huũ *morre* e ho outro nom»; «em tal casa como esta *morrẽ* os homẽs mais azinha».

morte, *subs.* (do lat. *morte-m*). O fim da vida. Formas: morte (5); mortes (1). Contextos: «nẽguẽ nõ tema *morte*»; «aquelle he mays desposto aa *morte* que aqueloutro»; «quando ha cometa apareçe acõteçẽ *mortes* de gẽtes em bathalhas».

morto, *adj.* . (do lat. *mortuus, a, um*, part. passado de *mori*). Falecido. Formas: mortos (3). Contextos: «As vezes jsso mesmo veẽ de corpos *mortos*»: «donde ha hi corpos *mortos* e podres».

mosca, *subs.* (do lat. *musca-m*). Formas: moscas (1). Contexto: «ha hy muytas *moscas* em ha terra».

mostarda, *subs.* (do francês antigo *moustarde*). Planta medicinal e culinária. Formas: mostarda (1). Contexto: «Toma folhas de sabugo pisadas e cõ *mostarda* pisada e faze emprasto».

mover, *vb.* (do lat. *mouere*). Agitar; movimentar. Formas: mouẽ (1). Contexto: «Aqui se *mouẽ* duas questões».

movimento, *subs.* (de *mover*). Acção, agitação. Formas: mouimento (1); mouimẽto (1). Contextos: «sera em continuo *mouimento*»; «a qual cousa nõ se faria se o homẽ andar em *mouimẽto*».

mudança, *subs.* (de *mudar*). Alteração. Formas: mudança (1). Contexto: «pareçe aos homẽs *mudança* do aar».

mudar, *vb.* (do lat. *mutare*). Modificar, alterar, transformar. Formas: muda (2); mudar (3). Contextos: «do alto verão se *muda* a manhaã muytas vezes»; «ho regno se *muda*»; «he boõ por alguũs dias *mudar* a camera».

mui, *adv.* (de *muito*). Formas: muy (4). Contexto: «perexil e todo misturado cõ vinagre faz *muy* bõa salsa»; «beber *muy* boõ vinho ou bõa çerueja»; «diz Auicena no quarto liuro que *muy* ligeyramẽte se ẽpeçonhẽtã os corpos da jndisposiçã»; «sam cõtagiosas e apegã se *muy* asinha».

muito, *adv.* (do lat. *multu-m*). Formas: mujto (3); muyto (23). Contextos: «nõ come *mujto*»; mas eu rogo *mujto* que se nõ ponha»; «taes vẽtosidades sam *muyto* çujas e *muyto* velhacas»; «aproueyta *muyto* tomar *muyto* prazer».

muito, *pron.* (do lat. *multus, a, um*). Formas: mujtas (1); mujtos (1); muytas (8); muyto (5); muytos (8). Contextos: «he quando se fazẽ *mujtas* relãpados e trouoadas»; «çarrados de *mujtos* humores»; «e *muytas* vezes teer as frestas pera ho norte»; «mas qualquer cõ *muyto* prazer e alegria»; «mas porque *muytos* sem grãde perda nõ podẽ mudar o lugar».

mulher, *subs.* (do lat. *muliere-m*). Fêmea humana; pessoa adulta do sexo feminino. Formas: molher (1); molheres (1). Contextos: «emtõ toma aquelle çumo e mistura ho cõ leyte de molher»; «assy como he em as *molheres* que som prenhes».

multidão, *subs.* (do lat. *multitudine-m*). Grande quantidade de pessoas. Formas: multidom (1). Contexto: «toda *multidom* de pouoo e comunidade em tal tempo se deue de euitar».

N

não, *adv.* (do lat. *non*). Formas: nõ (41); Formas: nom (2). Contextos: «se ho senhor Deus todo poderoso ho *nõ* quitar e estoruar»; «Porque he assy que huũ morre e ho outro *nom*».

nariz, *subs.* (do lat. vulgar *naricae*). Formas: narizes (2). Contextos: «E tal fumo entre per a boca e por os *narizes*»; «e sempre ho punha nos *narizes* e na boca».

nascer, *vb.* (do lat. vulgar **nascere*,

este de *nascor*). Vir ao mundo. Formas: naçer (1). Contexto: «E se pella vẽtura *naçer* a apostema de bayxo do braço direyto».

natural, *adj.* (do *naturale-m*). Que pertence ou se refere à nartureza. Formas: natural (2). Contextos: «que fara homẽ se teuer o sõno *natural*»; «em modo que o sõno *natural* se possa tomar por hũa hora despois de comer».

naturalmente, *adv.* (de *natural*). Formas: naturalmente (2); naturalmẽte (1). Contextos: «o qual *naturalmẽte* apeçonhẽta»; «faz podridõ em a casa ou em lugar onde dormẽ, e ysso *naturalmente*».

natureza, *subs.* (segundo José Pedro Machado, Houaiss e outros, do lat. *natura*; pensamos, no entanto, provir do adj. lat. *naturale-m*, que originou a forma castelhano *naturaleza* e de que terá provindo a forma portuguesa). O conjunto das coisas criadas por Deus; o conjunto das características de determinado ser. Formas: natureza (2). Contextos: «emtãto que ha *natureza* he por muytas manejras agrauada»; «mas ajnda tã sobejamẽte se agraua ha *natureza* que nõ sinte sy ser ferida nẽ emferma».

necessário, *adj.* (do lat. *necessarius, a, um*). Essencial, indispensável. Formas: neçessario (4). Contextos: «Começase huũ boõ regimẽto muyto *neçessario*»; «e se for *neçessario* que saya»; «Ergo he *neçessario* que todo ẽfermo se proueja de boõ fisico».

nem, *conj.* (do lat. *nec*). E não. Formas: nẽ (3); nem (2). Contextos: «*nẽ* he saão andar pera villa ou çidade»; «porque nõ conheçẽ taes febres serẽ pestilẽçiaes, *nẽ* ho creẽ»; «nõ pode andar ẽ cauallo ou besta, *nem* andar grãde caminho».

nenhum, *pron. ind.* (do lat. *nec unu-m*). Nem um. Formas: nẽhũa (2); nẽhuũ (1). Contextos: «*nẽhũa* maneyra nõ deue de dormir per todo o dia»; «em o tẽpo pestilençial *nẽhuũ* nõ deue de star em ajũtamento do pouoo».

névoa, *subs.* (do lat. *nebula-m*). Vapor atmosférico; neblina. Formas: neuoa (1). Contexto: «de manhaã pareçe chuuosa e chea de *neuoa*».

nevoeiro, *subs.* (de *névoa* + *eiro*). Cndensação do vapor de água na atmosfera. Formas: neuoeiro (1). Contexto: «em tẽpo de *neuoeiro* e chuuoso».

ninguém, *pron. ind.* (do lat. *nec* + *quem*). Nenhuma pessoa. Formas: nẽguẽ (1). Contexto: «que *nẽguẽ* nõ tema morte».

no, *prep.* + *art.* (de *em* + *o*). Formas: na (5); no (3); nos (1). Contextos: «e despois poõe tudo *na* apostema»; «toma se ergo duas vezes *no* dia»; «diz Auicena no quarto liuro»; «e sempre ho punha *nos* narizes e *na* boca».

noite, *subs.* (do lat. *nocte-m*). Formas: noyte (1). Contexto: «pela manhaã sejam os manjares cozidos, e de *noyte* assados caldos».

norte, *subs.* (do anglo-saxão *north*, pelo francês antigo *nort*). Formas: norte (2). Contextos: «muytas vezes teer as frestas pera ho *norte* ou pera o leuante abertas»; «abrã se as que stam pera o *norte*».

nos, *pron. pes.* (do lat. *nos*). Formas:

nos (1). Contexto: «Quero algũas cousas da pesteneẽça que *nos* ameude fere».

nós, *pron. pes.* (do lat. *nos*). Formas: nos (1). Contexto: «Da rayz jnferior proçede segũdo *nos* veemos que da priuada que esta açerca da camera».

nosso, *pron. pos.* (do lat. *nostru-m*). Formas: nosso (2). Contextos: «e suba huũ boõ espaço sobre o *nosso* orizonte»; «cõ virtude e meezinha de *nosso* senhor Jesu Christo».

notar, *vb.* (do lat. *notare*). Observar, assinalar. Formas: notar (2). Contextos: «deues de *notar* que os corpos mays despostos a jnfirmidade e a morte sam os corpos quẽtes»; «deues de *notar* que segũdo diz o grãde medico .s. Dauid».

noz noscada, *subs.* O mesmo que *noz-moscada*. Formas: noz nozcada (1); nos nozcadas (1). Contextos: «coma da aruda lauada em agoa limpa espargida cõ sal e *noz nozcada*»; cõtentẽ se cõ arruda e salua, *nos nozcadas*».

nuvem, *subs.* (do lat. *nube-m*). Formas: nuueẽs (1). Contexto: «e ho sol se cobre .s. de *nuueẽs*».

O

o, *art. def.* (do lat. *illa-m* e *illu-m*). Formas: a (60); as (20); ha (21); ho (43); o (62); os (38). Contextos: «*A* morte se ensanha *ha* çidade se filha e toma dos jmigos», «Tres sam as causas da pestilẽcia»; «por *ha* ẽpressam dos çeos corrõpe *ho* aar»; «teer *as* frestas pera *ho* norte ou pera *o* leuante abertas»; «*ha* empresam do aar corrõpe *os* spiritos vitaes ẽ *ho* homẽ».

o, *pron. pes., pron. dem.* (do lat. *illa-m* e *illu-m*). Formas: a (2); as (5); ha (1); ho (8); o (2); os (4). «se ho senhor Deus todo poderoso *ho* nõ quitar e estoruar»; «nõ conheçẽ taes febres serẽ pestilẽçiaes, nẽ *ho* creẽ»; «e assi *ho* deuẽ de fazer os seruidores dos enfermos»; «e sempre *ho* punha nos narizes e na boca»; «squeẽta a cabeça de cada huũ que *ho* ameude come»; «cousas que escuse o sõno e *ho* euite quanto poder»; «seja delida em ho vaso ou copo em que *ha* tomares»; «estam as agoas çujas por dous e tres dias e *as* lançã por canos e regos soterranhos». Existem apenas dois casos em posição enclítica, estes com o verbo no imperativo: «mistura *ho* cõ leyte de molher e da *ho* a beber aquelle que teuer apostema»; «abrã se *as* que stam pera o norte»; «e *os* que vaã ameude aos banhos».

obrar, *vb.* (do lat. *operare*). Agir, actuar. Formas: obra (1). Contexto: «emtõ *obra* milhor em o homẽ».

olho, *subs.* (do lat. *oculu-m*). Formas: olhos (3). Contextos: «Os *olhos* do aar empeçonhẽtado logo escureçẽ»; «empero cõtorua os *olhos* e squeẽta a cabeça»; «se laue a boca e os *olhos* e as maãos ameude».

onde, *pron. rel., adv.* (do lat. *unde*). Formas: onde (5). Contextos: «esto acõteçe muytas vezes *onde* ha lugares podres e corruptos»; «como dito he mesmo *onde* se lançã verças e caldos podres»; «faz podridõ em a casa ou em lugar *onde* dormẽ»; «*onde* finalmẽte digo que toda multidom de pouoo e comunidade em tal tempo se deue de euitar»; «e estas cousas prestã pera antre pouoo *onde* ligeyramente se acõteçe huũ seer empeçonhentado do outro».

operação, *subs.* (do lat. *operatione-m*). Acto ou efeito de operar; acção. Formas: operaçam (1). Contexto: «porque possa a triaga em o corpo fazer sua *operaçam*».

opilar, *vb.* (do lat. *oppilare*). Causar obstrução; entupir. Formas: opilados (1); opilam (1). Contextos: «tem os poros *opilados*, e çarrados de mujtos humores»; «os cheyros taaes *opilam* e çarrã os poros».

ordem, *subs.* (do lat. *ordine-m*). Congregação religiosa sujeita a uma regra. Formas: ordẽ (1). Contexto: «mestre em sancta theologia da *ordẽ* de Sam Francisco».

orelha, *subs.* (do lat. *auricula-m*, diminutivo de *auris*). Formas: orelha (1); orelhas (1). Contextos: «E se pela vẽtura apareçer açerca da *orelha*, façase a sangria de çephalica»; «ou açerca das partes vergonçosas, ou açerca das *orelhas*».

ou, *conj.* (do lat. *aut*). Formas: ou (70). Contextos: «segũdo nos veemos que da priuada que esta açerca da camera *ou* de alguũ fedor particular»; «e podridã dos corpos mortos, *ou* lugares çujos se causa ho morbo *ou* ha chagua em ho homẽ».

outrem, *pron. ind.* (do lat. *alteri*, dativo de *alter, era, erum*, um dos dois). Outra pessoa. Formas: outrẽ (1). Contexto: «nõ reçebas do baffo de *outrẽ*».

ouvido, *subs.* (do lat. *auditu-m*, part. pass. de *audire*). Formas: ouuido (1). Órgão de audição. Contexto: «Do sul he vẽto inchado e agraua o *ouuido* fere o coraçã».

P

paciente, *subs.* (do lat. *patiente-m*). Doente. Formas: paciẽte (1); paçiẽte (1). Contextos: «Da parte do *paciẽte* que aquelle he mays desposto aa morte que aqueloutro»; «por parte do agẽte e por parte do *paçiẽte*».

padecer, *vb.* (do lat. **patescere*, este de *patere*). Sofrer. Formas: padeçe (1). Contexto: «ho pouoo *padeçe* fame e pestilẽcia».

padre, *subs.* (do lat. *patre-m*). Indivíduo que recebeu ordens sacras maiores. Formas: padre (1). Contexto: «E tralladado de latim em lingoagẽ per ho reuerẽdo *padre* frey Luys de Ras».

pão, *subs.* (do lat. *pane-m*). Formas: paão (2). Contextos: «emtã coma *paão* ou hũa sopa molhada em vinagre»; «e emtã leuaua cõmigo huũa sponja ou *paão* ẽssopado em vinagre».

parecer, *vb.* (do lat. **parescere*, este de *parere*). Afigurar-se, ter o aspecto de. Formas: pareçe (7); pareçẽ (1); pareçer (1). Contextos: «de manhaã *pareçe* chuuosa e chea de neuoa»; «muytas vezes escureçẽ, ou *pareçẽ* escureçer»; «pisa todo muyto bem atee que vejas que quer *pareçer* que say destas cousas assy pisadas augoa ou çumo»

parte, *subs.* (do lat. *parte-m*). Porção de um todo; fracção; região de um corpo. Formas: parte (11); partes (2). Contextos: «mayormẽte se veẽ da *parte* do meo dia»; «por *parte* do agẽte e por *parte* do paçiẽte»; «açerca das *partes* vergonçosas»

particular, *adj.* (do lat. *particulare-m*). Próprio de determinado ser; raro; singular. Formas: particular (3). Contextos: «esta açerca da camera ou de alguũ fedor *particular* de alguũ cãno çujo»; «e tãbẽ esta causa he as vezes *particular*».

passar, *vb.* (do lat. vulgar **passare*, freq. de *pandere*). Calcar, esmagar. Formas: passados (1). Contexto: «tome auelaãs, figos *passados* e aruda».

paul, *subs.* (do lat. *palus, paludis*). Terreno alagadiço; pântano. Formas: pauees (1). Contexto: «ou de corrupçõ de *pauees* e charcos ou chafarizes çujos».

pé, *subs.* (do lat. *pede-m*). Formas: pee (1). Contexto: «sangre se em o *pee* daquelle mesmo lado açerca do calcanhar».

pecado, *subs.* (do lat. *peccatu-m*). Trangressão de um preceito religioso. Formas: pecados (1). Contexto: «que homẽ primeiramẽte ha de cõfessar seus *pecados* humildosamẽte».

peçonha, *subs.* (do lat. **potionea-m*, este de *potionare*, dar a beber uma poção). Veneno. Formas: peçonha (9). Contextos: «caladamẽte traz a *peçonha* ao coraçã»; «porque a *peçonha* intrinseca pertorua o sprito vital».

peçonhentar, *vb.* (de *peçonhento*). Deitar peçonha; envenenar; contaminar. Formas: peçonhẽtado (1). Contexto: «nõ ẽtre em ella ho aar *peçonhẽtado*».

peçonhento, *adj.* (de *peçonha*). Que tem peçonha; venenoso. Formas: peçonhentas (1); peçonhẽtas (1); peçonhẽto (1); peçonhẽtos (4). Contextos: «por que muytas cousas *peçonhentas* nõ destruã o çerebro»; «nõ cõsintem entrar as cousas *peçonhẽtas*»; «ho aar jnspirado as vezes he *peçonhẽto*»; «deue homẽ de fugir dos aares *peçonhẽtos*».

pédica, *subs.* (do lat. *pedica-m*). Formas: pedica (1). Contexto: «E se for em o espinhaço mingua sobre a vea que he chamada a *pedica* grãde».

pela ventura, *loc. adv.* (*pela* + *ventura*, este do lat. *uentura*, part. fut. de *uenire*). O mesmo que *porventura*; talvez, possivelmente. Formas: pela vẽtura (1); pella ventura (1); pella vẽtura (1); polla ventura (1). Contextos: «E se *pela vẽtura* apareçer açerca da orelha, façase a sangria de çephalica»; «E se *pella ventura* sentir chagas despois de dormir, emtõ ha de menuyr o sangue em a parte crucifixa»; «E se *pella vẽtura* naçer a apostema de bayxo do braço direyto, sangre se em ho meo daquelle braço da vea meaã»; «E se *polla ventura* for açerca das espadoas, mĩguaras o sangue cõ ventosas».

pelo, *prep. e art.* (de *per* + *o*). Formas: pela (1). Contexto: «*pela* manhaã sejam os manjares cozidos».

penitência, *subs.* (do lat. *poenitentia-m*). Pena Expiação dos pecados. Formas: penitencia (1). Contexto: «he em tẽpo da pestilẽçia a sancta *penitencia* e a cõfissam».

pequeno, *adj.* (relacionado com a forma do lat. vulgar *pitinnus*). Formas: pequena (2); pequeno (3). Contextos: «por que *pequena* sangria, ou *pequena* sayda de sangue mais fortemente esperta a peçonha»; «em a vea que he açerca do dedo mais *pequeno*».

per, *prep.* (do lat. *per*). Formas: per (33). Contextos: «e assy se geera ha pestilẽçia *per* esta causa»; «agora ajamos de veer *per* que modo e como se deue homẽ de guardar da pestilẽcia».

pera, *conj.* (do lat. *per ad*). Formas: pera (3). Contextos: «e emtã se isto mujto durar he *pera* temer de vijr grande pestilençia»; «Quãdo ergo estes signaes apareçerẽ, he *pera* temer grãde pestilẽcia»; «teẽ os corpos mais dispostos *pera* reçeber ha pestilẽcia».

pera, *prep.* (do lat. *per ad*). Formas: pera (12). Contextos: «teẽdo o rostro *pera* genela ou fresta»; «e muytas vezes teer as frestas *pera* ho norte ou *pera* o leuante abertas, e as genelas ou frestas *pera* ho meo dia ou *pera* ho sul estẽ çarradas».

perantre, *prep.* (de *per* + *antre*). O mesmo que *perante*; diante de; na presença de. Formas: pera antre (1). Contexto: «e estas cousas prestã *pera antre* pouoo».

perda, *subs.* (do lat. vulgar **perdita-m*). Destruição, dano. Formas: perda (1). Contexto: «muytos sem grãde *perda* nõ podẽ mudar o lugar».

perexil, *subs.* (do lat. *perexile-m*, fino, delgado). Formas: perexil (1). Contexto: «cõtentẽ se cõ arruda e salua, nos nozcadas, *perexil* e todo misturado cõ vinagre faz muy bõa salsa».

perigo, *subs.* (do lat. *periculu-m*). Situação que ameaça a integridade física de alguém. Formas: perijgo (1); perijgos (1). Contextos: «porque ymaginaçam faz causa e *perijgo*»; «por este modo reger escapara muytos *perijgos* da pestilẽcia».

pêro, *subs.* (do lat. *piru-m*). Variedade de maçã oblonga. Formas: pero (1). Contexto: «ou huũ pequeno de *pero* ou maçaã em lugar de meezinha».

pertencer, *vb.* (do lat. **pertinescere*, freq. de *pertinere*). Ser propriedade de; fazer parte de. Formas: pertẽçe (1). Contexto: «Signaes pronosticos da pestilẽcia quãto ao presente *pertẽçe*, sã se».

perturbar, *vb.* (do lat. *perturbare*). Causar agitação ou desordem; transtornar. Formas: pertorua (1). Contexto: «a peçonha intrinseca *pertorua* o sprito vital».

pescoço, *subs.* (talvez do cast. antigo *pescoço*). Região do corpo entre o tronco e a cabeça; cachaço. Formas: pescoço (1). Contexto: «E se a apostema for em o *pescoço*, seja sangrado em a vea de çephalica».

peso, *subs.* (do lat. *pensu-m*, este de *pendere*). Força exercida por um corpo sobre qualquer superfície. Formas: peso (1). Contexto: «nem andar grãde caminho por a grande pigriça do corpo e muyto grande *peso* e carrega corporal».

pestenença, *subs.* O mesmo que *pestilência.* Formas: pestenẽça (1); pestenença (2). Contextos: «Quero algũas cousas da *pestenẽça* que nos ameude fere»; «Item o homẽ que se sangra ou tenha *pestenença* ou nõ».

pestilência, *subs.* (do lat. *pestilentia-m*). Peste, epidemia. Formas: pestilẽcia (12); pestilẽçia (8); pestilencia (3); pestilençia (5). Contextos: «Signaes pronosticos da *pestilẽcia* quãto ao presente pertẽçe»; «e assy se geera ha *pestilẽçia* per esta causa»; «porque as vezes veẽ e proçede ha *pestilencia* da rayz superior»; «Estas cousas sam assy ditas das causas da *pestilençia*».

pestilencial, *adj.* (de *pestilência*). Pestilento; que causa a peste. Formas: pestilẽçiaaes (1); pestilẽçiaes (3); pestilẽçial (1); pestilençiaaes (1); pestilencial (1); pestilençial (1). Contextos: «e tãbem tomaras pirolas *pestilẽçiaaes*»; «nõ conheçẽ taes febres serẽ *pestilẽçiaes*»; «quãdo se homẽ sente ser tocado da peçonha *pestilẽçial*»; «que nẽguẽ nõ tema morte, sem teer infirmidade *pestilencial*»; «taaes infirmidades *pestilençiaaes* sam cõtagiosas»; «em o tẽpo *pestilençial* nẽhuũ nõ deue de star em ajũtamento do pouoo».

pestinência, *subs.* O mesmo que *pestilência.* Formas: pestinẽçias (1). Contexto: «por cõseruaçã de suas saudes e segurãça das *pestinẽçias*».

pílula, *subs.* (do lat. *pilula-m*). Medicamento arredondado e pequeno para ser engolido inteiro. Formas: pirolas (1). Contexto: «e tãbem tomaras *pirolas* pestilẽçiaaes».

pimenta, *subs.* (do lat. *pigmenta-m*). Planta cujas bagas servem para condimentar; especiaria picante. Formas: pigmẽta (2). Contextos: «ajnda que *pigmẽta* purga o çerebro da freuma»; «assi como sõ *pigmẽta* e alhos».

pisar, *vb.* (do lat. *pisare*). Calcar, esmagar. Formas: pisa (1); pisada (1); pisadas (2); pisado (1). Contextos: «e *pisa* todo muyto bem»; «cõ mostarda *pisada* e faze emprasto»; «say destas cousas assy *pisadas* augoa ou çumo»; e tudo bẽ *pisado*».

piseo, *subs.* (do lat. **piselu-m*, este de *pisum, i*). Ervilha grossa. Formas: piseo (1). Contexto: «nem se tome mais da triaga que quãtidade de huũ *piseo*».

pobre, *adj.* (do lat. *paupere-m*). De poucas posses. Formas: pobres (2). Contextos: «porque se forem *pobres* cõtentẽ se cõ arruda e salua»; «E se nõ forẽ muyto *pobres*, tomẽ cuminhos e açafram».

pobreza, *subs.* (de *pobre* + *eza*). Penúria. Formas: pobreza (1). Contexto: «andaua de casa em casa curãdo ẽfermos por causa da minha *pobreza*».

poder, *vb.* (do lat. vulgar **potere*). Ser capaz de, estar em condições de. Formas: pode (7); podẽ (1); poder (4); podera (2); podesse (1); podiã (1); possa (2); pude (1). Contextos: «e *pode* acõteçer cada dia»; «nõ *podẽ* mudar o lugar»; «porque podera ser que alguũ delles sera apeçonhẽtado»; «E ysto nõ *poder* auer emtã coma paão»; «e se estas cousas nõ *poder* auer façase cõ vinagre»; «os meos cõpanheiros nõ *podiã* creer que eu *podesse* viuer e escapar»; «porque *possa* a triaga em o corpo fazer sua operaçam»; «Em Mõpilher nõ me *pude* escusar de cõpanhia de gẽte».

poderoso, *adj.* (de *poder* + *oso*). Que tem poder; potente. Formas: poderoso (1). Contexto: «se ho senhor Deus todo *poderoso* ho nõ quitar e estoruar».

podre, *adj.* (do lat. *putre-m*). Que se encontra em estado de decomposição. Formas: podres (5). Contextos: «onde se lançã verças e caldos *podres* que sobejã em taaes casas»; «charcos ou chafarizes çujos *podres* e federentos».

podridão, *subs.* (segundo alguns, de *podre* + *idão*; a nós parece-nos relacionado com o cast. *podrido*). Estado de podre. Formas: podridã (1); podridõ (4); podridom (2). Contextos: «e *podridã* dos corpos mortos»; «todo ho fructo traz *podridõ*»; «mas porque muyto aqueenta, e a queẽtura traz *podridom*».

poético, *adj.* (do grego ποιητικός, pelo lat. *poeticus*). Formas: poetico (1). Contexto: «e por isso diz ho verso *poetico* falãdo do apareçimẽto da cometa».

polegar, *adj.* (do lat. *pollicare-m*). Relativo ao delo polegar. Formas: polegar (2). Contextos: «esta antre o dedo demostrador e ho dedo *polegar*»; «seja sangrado em a vea de çephalica açerca do dedo *polegar*».

polme, *subs.* (do lat. **pulmen*, este de *pulmentum*). Papa; massa pouco consistente. Formas: polmes (1). Contexto: «e de noyte assados caldos, *polmes*, e potagios se euitẽ».

polo, *prep. e art.* (de *por* + *o*). Formas: pola (1); polla (2); pollo (1). Contextos: «*pola* qual cousa boõ he ao saão em tempo da pestilençia»; «*polla* qual cousa deue se homẽ de guardar»; «*pollo* qual deues de notar que segũdo diz o grãde medico .s. Dauid».

por, *prep.* (do lat. *pro* ou *per*). Formas: Formas: por (17). Contextos: «*por* cõseruaçam dos saãos, e reformaçã dos caydos»; «Da rayz superior veẽ e acõteçe a pestilẽçia *por* virtude dos corpos de çima dos çeos».

por conseguinte, *loc. conj.* Formas: por cõseguinte (1). Contexto: «E *por cõseguinte* todo o coyto e toda luxuria».

por isso, *loc. conj.* Formas: por isso (1); por ysso (3). Contextos: «e *por isso* diz ho verso poetico falãdo do apareçimẽto da cometa»; «e *por ysso* quãto for possiuel taaes deuẽ de euitar e de sy esquiuar as causas de tal podridõ»; E *por ysso* te digo que em toda maneyra te guardes que nõ reçebas do baffo de outrẽ».

portanto, *loc. conj.* (de *por* + *tanto*). Por isso, por conseguinte. Formas: por tanto (1); por tãto (7). Contextos: «e *por tanto* todos os mantijmentos quãto som de mais leue digestam tãto som milhores»; «e *por tãto* deue homẽ de fugir dos aares peçonhẽtos».

pôr, *vb.* (do lat. *ponere*). Colocar, dispor, aplicar. Formas: põlho (1); ponha (1); ponhã (1); poõe (2); posto (1); punha (1). Contextos: «e tudo bẽ pisado, *põlho* ẽçima da aposte»; «alguũs çirogiaães querẽ que lhe *ponhã* triaga mas eu rogo mujto que se nõ *ponha*»; «e *poõe* grãde impedimẽto aa maa influencia do çeeo»; «ysso mesmo o alho *posto*, alimpe da freuma»; «e sempre ho *punha* nos narizes e na boca».

poro, *subs.* (do grego πόρος, pelo lat. *poru-m*). Pequeno orifício na pele. Formas: poros (4). Contextos: «os cheyros taaes opilam e çarrã os *poros*»; «teẽ os *poros* mays largos».

porque, *conj.* (de *por* + *que*). Formas: porque (38); por que (2). Contextos: «e nõ jantaras atee ho meo dia *porque* possa a triaga em o corpo fazer sua operaçam»; «*porque* todo ho fructo traz podridõ»; «leyxe yr a vea aberta ou ferida atee o retardamẽto do sangue, *por que* pequena sangria, ou pequena sayda de sangue mais fortemente esperta a peçonha».

possível, *adj.* (do lat. *possibile-m*). Que pode ser realizável; exequível. Formas: possiuel (2). Contextos: «e por ysso quãto for *possiuel* taaes deuẽ de euitar e de sy esquiuar as causas de tal podridõ»; «se deue de euitar em quanto for *possiuel*».

posto que, *loc. conj.* Formas: posto que (3). Contextos: «e com lenho de aloes que he melhor de tudo *posto que* se nõ pode cõprar por pequeno preço»; «*Posto que* tal como este nõ pode andar ẽ cauallo ou besta»; «*posto que* alguũs çirogiaães querẽ que lhe ponhã triaga».

potágio, *subs.* (do francês *potage*). Hortaliças ou verduras que se metem a cozer num pote; sopa; molho. Formas: potagios (1). Contexto: «caldos, polmes, e *potagios* se euitẽ, se nõ forem azedos».

pouco, *adv.* (do lat. *paucu-m*). Em pequena quantidade. Formas: pouco (3). Contextos: «porque *pouco* creçente apeçonhẽta toda a massa»; «andãdo ou espaçãdo huũ *pouco* antre ho comer e o dormir»; «porque *pouco* minguamento de sangue esperta a peçonha».

povo, *subs.* (do lat. *populu-m*). Conjunto de pessoas. Formas: pouoo (7). Contextos: «E quãdo assi for que cõpanhia e ajũtamẽto de *pouoo* se euite»; «ho *pouoo* padeçe fame e pestilẽcia».

prazer, *subs.* (do lat. *placere*, agradar). Satisfação, contentamento. Formas: prazer (2). Contextos: «cõ muyto *prazer* e alegria sempre espere de muyto viuer»; «aproueyta muyto tomar muyto *prazer*».

preceder, *vb.* (do lat. *praecedere*). Formas: preçedẽ (1). Estar adiante de; anteceder. Contexto: «as quaaes *preçedẽ* e sam muyto melhores que todas as me»

preço, *subs.* (do lat. *pretiu-m*). Valor em dinheiro; custo. Formas: preço (1). Contexto: «posto que se nõ pode cõprar por pequeno *preço*».

preguiça, *subs.* (do lat. *pigritia-m*). Indolência, moleza. Formas: pigriça (1). Contexto: «nem andar grãde caminho por a grande *pigriça* do corpo».

prenhe, *adj.* (do lat. vulgar **praegne-m*, este de *praegnans, antis*). Em estado de gravidez. Formas: prenhes (1). Contexto: «assy como he em as molheres que som *prenhes*».

presente, *subs.* (do lat. *praesente-m*, que está à vista). O tempo actual. Formas: presente (1). Contexto: «Signaes pronosticos da pestilẽcia quãto ao *presente* pertẽçe».

preservar, *vb.* (do lat. *praeseruare*). Defender, resguardar. Formas: preseruar (1). Contexto: «se deue homẽ de guardar da pestilẽcia e *preseruar* se della».

prestar, *vb.* (do lat. *praestare*). Conceder, dispensar; propiciar. Formas: prestã (1). Contexto: «e estas cousas *prestã* pera antre pouoo».

primeiramente, *adv.* (de *primeiro*). Formas: primeiramente (1); primeiramẽte (1); primeyramẽte (1). Contextos: «e *primeiramente* minguaras a meaã»; «que homẽ *primeiramẽte* ha de cõfessar seus pecados humildosamẽte»; «E *primeyramẽte*».

primeiro, *num.* (do lat. *primarius, a, um*). Formas: primeiro (2); primeyra (3); primeyro (2). Contextos: «*primeiro* se deue o homẽ de afastar do mal e inclinar se ao bẽ»; «Ha *primeyra* he»; «Itẽ quando apostema *primeyro* apareçer, tome auelaãs».

principal, *adj.* (do lat. *principale-m*). Importante; essencial. Formas: prinçipaes (1). Contexto: «Quarto das cõformidades do coraçom, e dos *prinçipaes* membros».

principalmente, *adv.* (de *principal*). Formas: prinçipalmẽte (1). Contexto: «e *prinçipalmẽte* quando he ho vento meridional».

privada, *subs.* (do lat. medieval *priuata-m*). Latrina. Formas: priuada (1). Contexto: «Da rayz jnferior proçede segũdo nos veemos que da *priuada* que esta açerca da camera».

proceder, *vb.* (do lat. *procedere*). Provir; originar. Formas: proçede (4); proçedẽ (1); procedem (1). Contextos: «porque as vezes veẽ e *proçede* ha pestilencia da rayz superior»; «e daly *proçedẽ* febres pestilẽçiaes»; «dos corpos apeçonhẽtados *procedem* humores e fumos peçonhẽtos».

prognóstico, *adj.* (do grego προγνωστικός, pelo lat. *prognosticus, a, um*). Formas: pronosticos (2). Contextos: «Dos signaes *pronosticos* da pestilẽçia»; «Signaes *pronosticos* da pestilẽcia quãto ao presente pertẽçe».

prometer, *vb.* (do lat. *promittere*). Fazer promessa de. Formas: prometo (1). Contexto: «Empero *prometo* te que muyto boõ remedio he fugir e mudar o lugar apeçonhẽtado».

provar, *vb.* (do lat. *probare*). Experimentar; Comer ou beber um pouco. Formas: prouey (2). Contexto: «todos estos remedios *prouey*»; «Estas cousas per my mesmo *prouey*».

proveito, *subs.* (do lat. *profectu-m*, este de *proficere*). Benefício, utilidade. Formas: proueyto (1). Contexto:

«Em louuor da santissima trijndade, e da gloriosa virgẽ Maria e a *proueyto* do pouoo».

proveitoso, *adj.* (de *proveito* + *oso*). Benéfico, útil. Formas: proueitoso (1); proueytosa (1); proueytoso (1). Contextos: «Começase huũ boõ regimẽto muyto neçessario e muyto *proueitoso* aos viuẽtes»; «a triaga te he muyto *proueytosa*»; «Regimento *Proueytoso* contra ha Pestenença».

prover, *vb.* (do lat. *prouidere*). Munir-se de; providenciar. Formas: proueja (1). Contexto: «todo ẽfermo se *proueja* de boõ fisico e bẽ esperto».

provocar, *vb.* (do lat. *prouocare*). Tentar despertar a vontade de. Formas: prouoca (1). Contexto: «e *prouoca* o apetito de comer».

prudente, *adj.* (do lat. *prudente-m*). Cauteloso, sensato. Formas: prudẽtes (1). Contexto: «do qual os medicos *prudẽtes* quãdo visitã os enfermos deuem de star afastados delles».

purgar, *vb.* (do lat. *purgare*). Livrar de impurezas, purificar. Formas: purga (1). Contexto: «ajnda que pigmẽta *purga* o çerebro da freuma».

puro, *adj.* (do lat. *purus, a, um*). Sem mistura; não alterado; não contaminado. Formas: puro (1). Contexto: «deues de comer boõ manjar e bõa yguaria com boõ vinho *puro* e ameude».

Q

qual, *pron. rel.* (do lat. *quale-m, quales*). Formas: quaaes (8); qual (9). Contextos: «e assi dos outros lugares em os *quaaes* apareçer a apostema»; «sem o *qual* nõ ha hy saude».

qualidade, *subs.* (do lat. *qualitate-m*). Formas: qualidade (1). Contexto: «se corrõpe ho aar em substãçia e *qualidade*».

qualquer, *pron. ind.* (de *qual quer*, este por sua vez do lat. *qualis quaerit*. A forma *quaerit* é a 3ª pessoa do singular do indicativo do verbo *quaerere*, procurar, perguntar). Este ou aquele. Formas: qualquer (2). Contextos: «mas *qualquer* cõ muyto prazer e alegria sempre espere de muyto viuer»; «e *qualquer* que se por este modo reger escapara muytos perijgos da pestilẽcia».

quando, *conj.* (do lat. *quando*). Em que tempo, em que ocasião. Formas: quãdo (8); quando (10). Contextos: «Sexto sinal he *quãdo* veẽ muytos vẽtos do meo dia»; «Da rayz superior e jnferior jũtamẽte proçede *quando* da jmpressam celestrial corrõpẽte ho aar».

quantidade, *subs.* (do lat. *quantitate-m*). A propriedade das coisas que pode ser medida. Formas: quãtidade (2). Contexto: «em se tome mais da triaga que *quãtidade* de huũ piseo»; «tomaras *quãtidade* de duas colhares».

quanto, *adv.* (do lat. *quantu-m*). Que número, que quantidade. Formas: quanto (1); quãto (3). Contextos: «e ho euite *quanto* poder»; «Signaes pronosticos da pestilẽcia *quãto* ao presente pertẽçe»; «e por ysso *quãto* for possiuel taaes deuẽ de euitar e de sy esquiuar as causas de tal podridõ».

quanto tanto, *loc. conj.* O mesmo que *tanto... quanto*. Formas: quãto... tãto (1). Contexto: «todos os mantijmentos *quãto* som de mais leue digestam *tãto* som milhores».

quarto, *num.* (do lat. *quartus, a, um*). Formas: quarto (4). Contextos: «*Quarto* das cõformidades do coraçom, e dos prinçipaes membros»; «diz Auiçena em o *quarto* do canone».

que, *conj.* (do lat. *quod*). Formas: que (46). Contextos: «pareçe *que* quer chouuer e nõ choue»; «digo *que* esto pode aqueçer por duas causas»; «deues de notar *que* os corpos mays despostos a jnfirmidade e a morte sam os corpos quẽtes e *que* teẽ os poros mays largos».

que, *pron. rel.* (do lat. *quid* e *que-m*). Formas: que (51). Contextos: «Quero algũas cousas da pestenẽça *que* nos ameude fere»; «da priuada *que* esta açerca da camera»; «muytos medicos *que* em os ẽfermos soomẽte esguardã as ourinas superficialmẽte falã».

quente, *adj.* (do lat. *calente-m*). Que tem calor; aquecido. Formas: queẽte (1); queẽtes (1); quẽtes (1). Contextos: «a pestilẽçia q*ue* veẽ per causa *queẽte* ameude se acreçenta»; «guarte das cousas *queẽtes*»; «os corpos mays despostos a jnfirmidade e a morte sam os corpos *quẽtes*».

quentura, *subs.* (segundo uns, de *quente + ura*; segundo outros, do lat. **calentura*). Calor. Formas: queẽtura (3); quẽtẽtura (1). Contextos: «melhor me pareçe soo a cousa amargosa que *queẽtura*»; «a *queẽtura* traz podridom»; «e sente de bayxo de frio grãde *quẽtẽtura*».

querer, *vb.* (do lat. *quaerere*). Desejar, tencionar. Formas: quer (2); querẽ (2); queria (1); quero (1); quiser (3). Contextos: «atee q*ue* vejas que *quer* pareçer que say destas cousas assy pisadas augoa ou çumo»; «sempre *querẽ* encher seus vẽtres»; «mas eu *queria* antes que quãdo alguũ teuesse tal apostema que soruesse em si toda a triaga»; «*Quero* algũas cousas da pestenẽça que nos ameude fere»; «se homẽ *quiser* dormir ha de beber hũa bõa vez de vinho ou çerueja ante de dor».

questão, *subs.* (do lat. *quaestione-m*). Pergunta; assunto que necessita de esclarecimento. Formas: questã (2); questam (1); questões (1). Contextos: «Segũda *questã* he esta»; «A segunda *questam* digo q*ue* taaes infirmidades pestilençiaaes sam cõtagiosas»; «Aqui se mouẽ duas *questões*».

quinto, *num.* (do lat. *quintus, a, um*). Formas: quinto (2). Contextos: «*Quinto* e derradeyro da sangria»; «*Quinto* sinal, he quando se fazẽ mujtas relãpados e trouoadas».

quitar, *vb.* (do lat. medieval *quitare*, este de *quietare*). Tirar. Formas: quita (1); quitar (1). Contextos: «destruye e *quita* ou tira toda podridom»; «se ho senhor Deus todo poderoso ho nõ *quitar* e estoruar».

R

raiz, *subs.* (do lat. *radice-m*). Formas: rayz (7). Contextos: «porque as vezes veẽ e proçede ha pestilencia da *rayz* superior»; «as vezes veẽ dãbos de dous .s. da *rayz* superior e da *rayz* jnferior jũtamẽte».

razão, *subs.* (do lat. *ratione-m*). Motivo. Formas: razã (1). Contexto: «por *razã* do qual os medicos prudẽtes quãdo visitã os enfermos deuem de star afastados delles».

receber, *vb.* (do lat. *recipere*). Apanhar, acolher. Formas: reçebas (1); reçeber (1). Contextos: «em toda maneyra te guardes que nõ *reçebas* do baffo de outrẽ»; «teẽ os corpos mais dispostos pera *reçeber* ha pestilẽcia».

recrear, *vb.* (do lat. *recreare*). Alegrar, causar prazer, contentar. Formas: recrea (1). Contexto: «por ho boõ cheyro e aromatico, se *recrea* o coraçõ e o sprito do homẽ».

reformação, *subs.* (do lat. *reformatione-m*). Recuperação, reparação. Formas: reformaçã (1). Contexto: «por cõseruaçam dos saãos, e *reformaçã* dos caydos».

reger, *vb.* (do lat. *regere*). Governar, dirigir. Formas: reger (1). Contexto: «se por este modo *reger* escapara muytos perijgos».

regimento, *subs.* (do lat. *regimentu-m*). Conjunto de normas; procedimento. Formas: regimento (1); regimẽto (1). Contextos: «*Regimento* Proueytoso contra ha Pestenença»; «Começase huũ boõ *regimẽto* muyto neçessario».

rego, *subs.* (segundo uns, do lat. *riguu-m*, que rega; segundo outros, do pré-românico **recu*, relacionado com o céltico *rica*, sulco). Vala por onde passa a água. Formas: regos (1). Contexto: «as lançã por canos e *regos* soterranhos».

reino, *subs.* (do lat. *regnu-m*). Estado que tem um rei como suberano. Formas: regno (2). Contexto: «Senhor dom Raminto bispo Arusiẽsi, do *regno* de Dacia»; «ho sol se cobre .s. de nuueẽs, ho *regno* se muda».

relâmpado, *subs.* (do lat. **relampicare*, este de *lampare*, brilhar). O mesmo que *relâmpago*; clarão resultante de uma descarga eléctrica na atmosfera. Formas: relãpados (1). Contexto: «quando se fazẽ mujtas *relãpados* e trouoadas».

remédio, *subs.* (do lat. *remediu-m*). Substância ou recurso médico utilizado para combater a doença. Formas: remedio (6); remedios (4). Contextos: «E tãbem a alegria do coraçõ he gram *remedio* pera a saude do corpo»; «emtam huse homẽ dos *remedios* abayxo scriptas».

repousar, *vb.* (do lat. *repausare*). Descansar. Formas: repousa (1). Contexto: «em o tẽpo do sõno o sprito vital *repousa*».

resolução, *subs.* (do lat. *resolutione-m*). Decisão; deliberação. Formas: resoluçã (1). Contexto: «dos quaaes se faz ha grande *resoluçã*».

responder, *vb.* (do lat. *respondere*). Dar como resposta. Formas: respondo (1). Contexto: «A ysto te *respondo* que o homẽ que em tal dia he apeçonhẽtado nõ come mujto».

retardamento, *subs.* (de *retardar*). Atraso, lentidão. Formas: retardamẽto (1). Contexto: «se homẽ nõ quiser cortar muytas veas jũtamẽte, emtam leyxe yr a vea aberta ou ferida atee o *retardamẽto* do sangue».

reverendíssimo, *adj.* (superlativo de *reverendo*). Formas: reuerendissimo (1). Contexto: «Feyto por ho *reuerendissimo* Senhor dom Raminto bispo Arusiẽsi».

reverendo, *adj.* (do lat. *reuerendu-m*). Digno de ser reverenciado. Formas: reuerẽdo (1). Contexto: «E trelladado de latim em lingoagẽ per ho *reuerẽdo* padre frey Luys de Ras».

revogar, *vb.* (do lat. *reuocare*). Anular, inutilizar, dissipar. Formas: reuogar (2). Contexto: «escassamẽte pode nẽhũa herua tal peçonha *reuogar*»; «tal desejo se deue *reuogar* e impedir».

rico, *subs.* (do gótico *reiks*, poderoso). Que possui muitos bens; abastado. Formas: ricos (1). Contexto: «e cõ estas cousas busquẽ se pera os *ricos* muyto bõas salsas».

rogar, *vb.* (do lat. *rogare*). Implorar, suplicar. Formas: rogo (1). Contexto: «mas eu *rogo* mujto que se nõ ponha».

romã, *subs.* (do lat. *romana-m*). Fruto da romãzeira. Formas: romaãs (1). Contexto: «assi como sam çirejas, *romaãs*».

romper, *vb.* (do lat. *rumpere*). Abrir, rasgar. Formas: rompida (1). Contexto: «porq*ue* a apostema mais çedo e milhor seja madura e seja *rompida* façase meezinha em tal maneira».

rosado, *adj.* (do lat. *rosatus, am* um). Da cor das rosas. Formas: rosado (1). Contexto: «e em special em o alto veraão cõ vinagre *rosado*».

rostro, *subs.* (do lat. *rostru-m*). O mesmo que *rosto*; face. Formas: rostro (2). Contextos: «teẽdo o *rostro* pera genela ou fresta»; «e alimpar o *rostro* e despois cheyrar as maãos».

rua, *subs.* (do lat. *ruga-m*, caminho). Via pública. Formas: ruas (1). Contexto: «de estrebarias, de cãpos, de *ruas*».

S

sabor, *subs.* (do lat. *sapore-m*). Gosto, paladar. Formas: sabor (1). Contexto: «melhor me pareçe soo a cousa amargosa que queẽtura, cheyro e *sabor*».

sabugo, *subs.* (do lat. *sabucu-m*). Sabugueiro. Formas: sabugo (1). Contexto: «Toma folhas de *sabugo* pisadas».

saída, *subs.* (do part. pass. de *sair*). Acto ou efeito de sair. Formas: sayda (1). Contexto: «pequena *sayda* de sangue mais fortemente esperta a peçonha».

sair, *vb.* (do lat. *salire*). Passar do interior para o exterior. Formas: say (1); saya (2). Contextos: «atee que vejas que quer pareçer que *say* destas cousas assy pisadas augoa ou çumo»; «e se for neçessario que *saya* este em casa atee que saya o sol»; «

sal, *subs.* (do lat. *sale-m*). Cloreto de sódio. Formas: sal (1). Contexto:

«agoa limpa espargida cõ *sal*».

salsa, *subs.* (do lat. *salsa-m*, salgada). Molho; mistura de especiarias e outros condimentos. Formas: salsa (2); salsas (1). Contextos: «todo misturado cõ vinagre faz muy bõa *salsa*»; «e tal *salsa* he muyto boõa»; «busquẽ se pera os ricos muyto bõas *salsas*».

salseamento, *subs.* (de *salsear*, este de *salsa*). Acto ou feito de salsear; preparação de um molho ou mistura de especiarias. Formas: salseamentos (1). Contexto: «estas cousas busquẽ se pera os ricos muyto bõas salsas ou *salseamentos*».

salva, *subs.* (do lat. *saluia-m*). Planta medicinal. Formas: salua (1). Contexto: «se forem pobres cõtentẽ se cõ arruda e *salua*».

sangrar, *vb.* (do lat. *sanguinare*). Tirar ou deitar ou verter sangue. Formas: sangra (1); sangrado (1); sangrar (2); sangre (3); sãgre (1); sangrese (1). Contextos: «Item o homẽ que se *sangra* ou tenha pestenença ou nõ»; «seja *sangrado* em a vea de çephalica»; «nõ cõuem dormir em aquelle dia que se *sangrar* e abrir a vea»; «e se sangre atee esmoreçer»; «*sangre* se em ho meo daquelle braço da vea meaã»; «que se *sãgre* em o braço esquerdo do figado»; «*sangrese* em ha vea meaã daquelle meesmo braço».

sangria, *subs.* (do cast. *sangría*). Acto ou efeito de sangrar; flebectomia. Formas: sangria (6). Contextos: «façase a *sangria* de çephalica daquelle meesmo lado»; «*Sangria* huũa vez em huũ mes se pode bem fazer».

sangue, *subs.* (do lat. **sangue-m*, por *sanguine-m*). Formas: sangue (8). Contextos: «logo naquelle meesmo dia mingue ho *sangue*»; «mĩguaras o *sangue* cõ ventosas».

santíssimo, *adj.* (superlativo de *santo*). Formas: santissima (1). Contexto: «Em louuor da *santissima* trijndade».

santo, *adj.* (do lat. *sanctus, a, um*). Formas: sancta (2). Contextos: «mestre em *sancta* theologia»; «grãde remedio he em tẽpo da pestilẽçia a *sancta* penitencia».

são, *subs., adj.* (do lat. *sanus, a, um*). Saudável. Formas: saã (1); são (3); saãos (3). Contextos: «Muyto *saã* cousa he que se laue a boca e os olhos e as maãos ameude cada dia»; «qual cousa boõ he ao *saão* em tempo da pestilençia»; «nẽ he saão andar p*er*a villa ou çidade»; «e faz o homẽ ser muyto saão»; «por cõseruaçam dos *saãos*»; «faz emfraqueçer os corpos assi dos *saãos* como dos enfermos»; «assi *saãos* como aos enfermos».

saúde, *subs.* (do lat. *salute-m*). Estado do que é saudável. Formas: saude (2); saudes (1). Contexto: «E tãbem a alegria do coraçõ he gram remedio pera a *saude* do corpo»; «por cõseruaçã de suas *saudes* e segurãça das pestinẽçias».

se, *conj.* (do lat. *si*). Formas: se (35); sy (1). Contextos: «e emtã *se* isto mujto durar he pera temer de vijr grande pestilençia»; «*se* ho senhor Deus todo poderoso ho nõ quitar»; «He ergo gramde remedio *sy* se alguẽ sentir apeçonhẽtado ou ẽ tẽpo de pestilẽcia sentir estas cousas que escuse o sõno».

se, *pron. pes.* (do lat. *se*). Formas: se (74). Contextos: «como *se* deue homẽ de guardar da pestilẽcia»; «e por tãto *se* deue bem de guardar a casa»; «per esta mesma causa *se* deue de euitar ho banho de cada dia»; «em tal tempo *se* deue de euitar em quanto for possiuel»; «tal desejo *se* deue reuogar e impedir»; «Itẽ per esta meesma causa *se* euite e esquiue»; «polmes, e potagios *se* euitẽ»; «E quãdo assi for que cõpanhia e ajũtamẽto de pouoo *se* euite»; «Isso mesmo *se euitẽ* todos os fructos»;«Apure *se* ergo e *asutileze se* a casa por clara chama ou flama, e *faça se* fogo claro de lenha».

seco, *adj.* (do lat. *siccus, a, um*). Privado de água ou humidade; enxuto. Formas: seco (1). Contexto: «nõ cõsinta emtrar ho aar *seco*».

segundo, *num.* (do lat. *secundus, a, um*). Formas: segũda (1); segũdo (2); segunda (2). Contextos: «*Segũda* questã he esta»; «*Segũdo* sinal he quando ẽ tal estio muytas vezes escureçẽ»; «A *segunda* questam digo que taaes infirmidades pestilençiaaes sam cõtagiosas».

segundo, *conj.* (do lat. *secundu-m*). Conforme, consoante, como. Formas: segũdo (4); segundo (1). Contextos: «e *segũdo* diz Aristoteles em os metauros»; «Da rayz jnferior proçede *segũdo* nos veemos que da priuada que esta açerca da camera»; «deues de notar que *segũdo* diz o grãde medico .s. Dauid»; «e assi *segũdo* estas cousas he assaz manifesto»; «mais fortemente esperta a peçonha *segundo* dicto he».

seguramente, *adv.* (de *seguro*). Com certeza. Formas: seguramẽte (1). Contexto: «e assi guardando estas cousas *seguramẽte* entraras em pouoo ou amtre gẽte».

segurança, *subs.* (de *segurar* + *ança*). Estabilidade, firmeza. Formas: segurãça (1). Contexto: «por cõseruaçã de suas saudes e *segurãça* das pestinẽçias».

sem, *prep.* (do lat. *sine*). Formas: sem (3). Contexto: «mas porque muytos *sem* grãde perda nõ podẽ mudar o lugar»; «que nẽguẽ nõ tema morte, *sem* teer infirmidade pestilencial»; «cõ virtude e meezinha de nosso senhor Jesu Christo, *sem* o qual nõ ha hy saude».

sempre, *adv.* (do lat. *semper*). Formas: sempre (10). Contextos: «em maneira que *sempre* se mingue o sangue per modo cõtrayro»; «aquelles que *sempre* querẽ encher seus vẽtres»; «seja gloria e louuor pera *sempre* Amen».

senhor, *subs.* (do lat. *seniore-m*). Formas: senhor (3). Contextos: «ho reuerendissimo *Senhor* dom Raminto bispo Arusiẽsi»; «se ho *senhor* Deus todo poderoso ho nõ quitar e estoruar»; «cõ virtude e meezinha de nosso *senhor* Jesu Christo».

sensualmente, *adv.* (de *sensual*, este do lat. *sensuale-m*, relativo aos sentidos). Voluptuosamente, lascivamente, Formas: senssualmẽte (1). Contextos: «emtãto que *senssualmẽte* pareçe aos homẽs mudança do aar».

sentir, *vb.* (do lat. *sentire*). Ter a sensação de; perceber através dos sentidos. Formas: sente (3); sentir (5); sentira (1); sinte (1); sintira (1). Contextos: «e *sente* de bayxo de frio grãde quẽtẽtura»; «se pella ventura *sentir* chagas despois de dormir, emtõ ha de menuyr o sangue»; «e logo *sentira* apostema de bayxo dos braços»; «nõ *sinte* sy ser ferida nẽ emferma»; «como *sintira* homẽ que esta apeçonhẽtado e ferido da pestilẽçia».

ser, *vb.* (do lat. *sedere* e *esse*). Formas: for (10); forẽ (2); forem (2); he (48); sã (3); sam (12); seer (1); seja (7); sejam (1); ser (6); sera (2); serẽ (2); sõ (1); som (3). Contextos: «e se *for* neçessario que saya este em casa atee que saya o sol»; «se euitẽ todos os fructos se nõ *forẽ* azedos»; «e potagios se euitẽ, se nõ *forem* azedos»; «aquelle *he* mays desposto aa morte que aqueloutro»; «Signaes pronosticos da pestilẽcia quãto ao presente pertẽçe, *sã* sete»; «muytos medicos *sã* emganados»; «taes vẽtosidades *sam* muyto çujas e muyto velhacas»; «se acõteçe huũ *seer* empeçonhentado do outro»; «E se a apostema for em o pescoço, *seja* sangrado em a vea de çephalica»; «tal apostema lança o mal de fora e faz o homẽ *ser* muyto saão»; «alguũ delles *sera* apeçonhẽtado ou ferido»; «e por *serẽ* assi podres causam tal fedor e doẽça que muyto empeçe»; «assi como *sõ* pigmẽta e alhos»; «todos os mantijmentos quãto *som* de mais leue digestam tãto som milhores».

serpilo, *subs.* (do lat. *serpulu-m*). O mesmo que *serpão*; planta medicinal e culinária. Formas: serpillo (1). Contexto: «e outro que chamã *serpillo* que acharas ao boticairo».

servidor, *subs.* (do lat. *seruitore-m*). Aquele que serve; servente. Formas: seruidores (1). Contexto: «e assi ho deuẽ de fazer os *seruidores* dos enfermos».

sestro, *adj.* (do lat. *sinister, sinistra, sinistrum*). Esquerdo. Formas: seestra (1); seestro (1). Contextos: «Façase ergo a sangria em a vea destra ou *seestra*»; «Se de bayxo do braço *seestro* ou esquerdo».

sete, *num.* (do lat. *septe-m*). Formas: sete (1). Contexto: «Signaes pronosticos da pestilẽcia quãto ao presente pertẽçe, sã *sete*».

seu, *pron. pos.* (do lat. *seus, sua*). Formas: seus (3); sua (4); suas (1). Contextos: «ha de cõfessar *seus* pecados»; «abreuiã *seus* dias e tẽpos da sua fim»; «por cõseruaçã de *suas* saudes».

sexto, *num.* (do lat. *sextus, a, um*). Formas: sexto (1). Contexto: «*Sexto* sinal he quãdo veẽ muytos vẽtos do meo dia».

si, *pron. pes.* (do lat. *sibi*). Formas: si (3); sy (3). Contextos: «teem em *si* duas causas»; «traz em *si* muytos vapores»; «que soruesse em *si* toda a triaga»; «deuẽ de euitar e de *sy* esquiuar as causas de tal podridõ»; «pode muyto bem euitar e de *sy* lançar andãdo ou espaçãdo».

siligem, *subs.* (do lat. *siligine-m*). Farinha de trigo. Formas: siligẽ (1). Contexto: «e ysso mesmo toma chãtagem e *siligẽ*».

sinal, *subs.* (do lat. *signale-m*). Tudo o que represente e está em vez de alguma coisa; indício. Formas: signaaes (2); signaes (3); sinal (4). Contextos: «Ergo per estes *signaaes* se sente homẽ apeçonhẽtado»; «*Signaes* pronosticos da pestilẽcia quãto ao presente pertẽçe»; «Segũdo *sinal* he quando ẽ tal estio muytas vezes escureçẽ».

só, *adv.* (do lat. *solu-m*). Somente, apenas. Formas: soo (1). Contexto: «melhor me pareçe *soo* a cousa amargosa que queẽtura».

sobejamente, *adv.* (de *sobejo*, este, segundo uns, do cast. *sobejos*, segundo outros do lat. *superare*). Demasiado; consideravelmente. Formas: sobejamẽte (1). Contexto: «mas ajnda tã *sobejamẽte* se agraua ha natureza».

sobejar, *vb.* (segundo uns, de *sobejo*; segundo outros, do lat. *superare*). Abundar; exceder; sobrar. Formas: asobeja (1); sobejã (1). Contextos: «porque *asobeja* abastança»; «onde se lançã verças e caldos podres que *sobejã* em taaes casas».

sobre, *prep.* (do lat. *super*). Formas: sobre (2). Contextos: «Da parte do agẽte quando aquella jnfluençia *sobre* celestial mays dereytamente fere»; «suba huũ boõ espaço *sobre* o nosso orizonte»; «E se for em o espinhaço mingua *sobre* a vea».

sobre celestial, *adj.* (de *sobre* + *celestial*). Formas: sobre celestial (1). Contexto: «Da parte do agẽte quando aquella jnfluençia sobre *celestial* mays dereytamente fere».

sol, *subs.* (do lat. *sole-m*). Formas: sol (2). Contexto: «e ho *sol* se cobre .s. de nuueẽs»; «este em casa atee q*ue* saya o *sol* e suba huũ boõ espaço sobre o nosso orizonte».

somente, *adv.* (do cast. *solamente*). Só, apenas. Formas: soomẽte (1). Contextos: «*soomẽte* esguardã as ourinas».

sono, *subs.* (do lat. *somnu-m*). Vontade ou necessidade de dormir; estado em que se dorme. Formas: sõno (8). Contextos: «sentir estas cousas que escuse o *sõno*»; «em o tẽpo do *sõno* o sprito vital repousa».

sopa, *subs.* (do francês *soupe*, este do gótico *suppa*). Alimento líquido com alguns ingredientes sólidos. Formas: sopa (1). Contexto: «emtã coma paão ou hũa *sopa* molhada em vinagre».

sorver, *vb.* (do lat. *sorbere*). Engolir; beber aspirando. Formas: soruesse (1). Contexto: «quãdo alguũ teuesse tal apostema que *soruesse* em si toda a triaga».

soterranho, *adj.* (do lat. *subterraneus, a, um*). O mesmo que *subterrâneo*; que está debaixo de terra. Formas: soterranhos (1). Contexto: «as lançã por canos e regos *soterranhos*».

subir, *vb.* (do lat. *subire*). Mover-se de baixo para cima. Formas: sobẽ (1); suba (1). Contextos: «e que *sobẽ* muytos vapores peçonhẽtos ao aar»; «este em casa atee que saya o sol e *suba* huũ boõ espaço sobre o nosso orizo».

substância, *subs.* (do lat. *substantia-m*). A matéria de que é formado um corpo. Formas: substãçia (1). Contexto: «se corrõpe ho aar em *substãçia* e qualidade».

sul, *subs.* (do anglo-saxónico *suth*, pelo francês *sud*). Ponto cardeal oposto ao norte. Formas: sul (8). Contexto: «ou da parte de estrela do *Sul*».

superficialmente, *adv.* (de *superficial*, este do lat. *superficiale-m*). Levianamente; irreflectidamente. Formas: superficialmēte (1). Contexto: «*superficialmēte* falã, e lygeyramēte sam ẽganados».

superior, *adj.* (do lat. *superiore-m*). Mais alto. Formas: superior (4). Contextos: «porque as vezes veẽ e proçede ha pestilencia da rayz *superior*»; «Da rayz *superior* veẽ e acõteçe a pestilẽçia»

T

tal, *pron. dem.* (do lat. *tale-m*, *tales*). Formas: taaes (5); taes (3); tal (19). Contextos: «Se *taaes* jnfirmidades pestilẽçiaes sam cõtagiosas»; «em os quaaes *taes* agoas çujas causam grãdes fedores»; «E *tal* fumo entre per a boca e por os narizes»; «E por tãto digo que a *tal* doẽte de pestilençia he boõ por alguũs dias mudar a camera».

também, *adv.* (de *tão* + *bem*). Igualmente. Formas: tãbẽ (1); tãbem (8). Contextos: «e *tãbẽ* esta causa he as vezes particular»; «e *tãbem* o vẽto meridional ou sul»; «e façase *tãbem* cõ fumo de boõas heruas».

tão, *adv.* (do lat. *tam*). Formas: tã (1). Contexto: «mas ajnda *tã* sobejamẽte se agraua ha natureza».

te, *pron. pes.* (do lat. *te*). Formas: te (7). Contextos: «E por ysso *te* digo que em toda maneyra *te* guardes»; «A ysto *te* respondo que o homẽ que em tal dia he apeçonhẽtado nõ come mujto»; «a triaga *te* he muyto proueytosa»; «Quãto he ao teu mantijmẽto digo *te* que a triaga te he muyto proueytosa»; «Empero prometo *te* que muyto boõ remedio he fugir»; «vay *te* ao boticayro».

temer, *vb.* (do lat. *timere*). Sentir medo; recear. Formas: tema (2); temer (2). Contextos: «nẽguẽ nõ *tema* morte»; «he pera *temer* grãde pestilẽcia».

temperadamente, *adv.* (de *temperado*, este do lat. *temperatus, a, um*, part. pass. de *temperare*). Sobriamente; austeramente. Formas: temperadamẽte (1); tẽperadamente (1). Contextos: «sera em continuo mouimento, ou caualgando, ou andãdo *temperadamẽte*»; «empero sempre se tome *tẽperadamente*».

tempo, *subs.* (do lat. *tempus*). Duração; momento; época. Formas: tempo (4); tẽpo (7); tẽpos (1). Contextos: «em tal *tempo* se deue de euitar em quanto for possiuel»; «Em *tẽpo* da pestilẽcia valẽ mais cousas azedas que todalas meezinhas»; «abreuiã seus dias e *tẽpos* da sua fim».

teologia, *subs.* (do grego θεολογία, pelo lat. *theologia*). Ciência que estudo Deus e os seus atributos. Formas: theologia (1). Contexto: «mestre em sancta *theologia* da ordẽ de Sam Francisco».

ter, *vb.* (do lat. *tenere*). Haver; possuir. Formas: teẽ (4); teẽdo (1); teem (1); teer (2); tem (4); tenha (1); teuer (3); teuesse (1). Contextos: «*teẽ* os poros mays largos»; «em alguũ que *teẽ* corrença ou fluxu do ventre»; «*teẽdo* o rostro pera genela ou fresta»; «porque o vẽto do sul *teem* em si duas causas de apodrentar»; «e muytas vezes *teer* as frestas pera ho norte»; «ysso mesmo *tem* grãde door»; «que se sangra ou *tenha* pestenença ou nõ»; «da ho a beber aquelle que *teuer* apostema»; «quãdo alguũ *teuesse* tal apostema que soruesse em si toda a triaga».

terceiro, *num.* (do lat. *terciarius, a, um*). Formas: terçeyro (3). Contextos: «*Terçeyro*, dos remedios della»; «assi como se escreue em o *terçeyro* liuro dos amforismos».

tércio, *num.* (do lat. *tertius, a, um*). Terceiro. Formas: tercio (1). Contexto: «*Tercio* he quando ha hy muytas moscas em ha terra».

terra, *subs.* (do lat. *terra-m*). Formas: terra (1). Contexto: «Tercio he quando ha hy muytas moscas em ha *terra*».

teu, *pron. pos.* (do lat. *tuus, tua*). Formas: teu (1). Contexto: «Quãto he ao *teu* mantijmẽto digo te que a triaga te he muyto proueytosa».

tirar, *vb.* (talvez do gótico *tairan*). Fazer sair; arrancar; sacar; eliminar. Formas: tira (1). Contexto: «e quita ou *tira* toda podridom».

tocar, *vb.* (do lat. vulgar **toccare*). Pôr a mão ou o dedo em; roçar por. Formas: tocado (1). Contexto: «quãdo se homẽ sente ser *tocado* da peçonha pestilẽçial».

todo, *pron. ind.* (do lat. *totus, a, um*). Inteiro; total. Formas: toda (8); todas (5); todo (10); todos (3); tudo (4). Contextos: «E por cõseguinte *todo* o coyto e *toda* luxuria» sam muyto melhores que *todas* as mezinhas»; «Eu çertamente *todos* estos remedios prouey»; «tomẽ cuminhos e açafram e misturẽ *tudo* cõ vinagre»:

tôdolo, *pron. ind.* (de *todo + lo, la, los, las*). O mesmo que *todo*. Formas: todalas (1). Contexto: «Em tẽpo da pestilẽcia valẽ mais cousas azedas que *todalas* meezinhas».

tomar, *vb.* (talvez do saxão *tomian*). Ingerir alimentos; receber. Formas: toma (6); tomar (3); tomaras (3); tomares (1); tome (3); tomẽ (1). Contextos: «*toma* se ergo duas vezes no dia com boõ vinho»; «aproueyta muyto *tomar* muyto prazer»; «*Tomaras* hũa herua que chamã barba jouis»; «a triaga seja delida em ho vaso ou copo em que ha *tomares*»; «*tome* auelaãs, figos passados e aruda»; «E se nõ forẽ muyto pobres, *tomẽ* cuminhos e açafram».

trabalho, *subs.* (do lat. *tripaliu-m*, instrumento de tortura). Esforço. Formas: trabalho (1). Contexto: «os homẽs que se muyto esqueẽtã cõ grãde *trabalho* ou grãde yra».

trasladar, *vb.* (de *traslado*, este do lat. *translatus*). Traduzir. Formas: tralladado (1). Contexto: «E *tralladado* de latim em lingoagẽ per ho reuerẽdo padre frey Luys de Ras».

trazer, *vb.* (do lat. *trahere*). Transportar; levar. Formas: tras (1); traz (4); trouuer (1). Contextos: «grãde inchamento *tras* apodrentamento dos humores»; «caladamẽte *traz* a peçonha ao coraçã»; «se estas cousas nõ *trouuer* homẽ em ha maão».

três, *num.* (do lat. *tres*). Formas: tres (2). Contextos: «Tres sam as causas da pestilẽcia»; «estam as agoas çujas por dous e *tres* dias».

triaga, *subs.* (do grego θηριακή, pelo lat. *theriaca-m*). Mezinha; panaceia; antídoto. Formas: triaga (7). Contextos: «querẽ que lhe ponhã *triaga*»; «digo te que a *triaga* te he muyto proueytosa».

trovoada, *subs.* (de *trovoar*, este de *trovão*). Ruído provocado por uma descarga eléctrica na atmosfera. Formas: trouoadas (1). Contexto: «quando se fazẽ mujtas relãpados e *trouoadas*».

tu, *pron. pes.* (do lat. *tu*). Formas: tu (1). Contexto: «Mas diras *tu*, como sintira homẽ que esta apeçonhẽtado».

U

uberiorgano, *subs.* Formas: vberiorgano (1). Contexto: «boõas heruas aqui scriptas .s. baga de louro, junipero, *vberiorgano*».

um, *art. ind.* (do lat. *unus, a, um*). Formas: hũa (7); huũ (12); huũa (2). Contextos: «se possa tomar por *hũa* hora despois de comer»; «spere per *huũ* meo dia»; «e emtã leuaua cõmigo *huũa* sponja».

urina, *subs.* (do grego οὖρον, pelo lat. *urina-m*). Líquido orgânico recolhido na bexiga e expelido pela uretra. Formas: ourinas (2). Contextos: «apareçẽ bõas *ourinas* e boõas augoas»; «muytos medicos que em os ẽfermos soomẽte esguardã as *ourinas*».

usar, *vb.* (do lat. vulgar **usare*, freq. de *utor, eris, usum, uti*). Servir-se de. Formas: huse (1). Contexto: «emtam *huse* homẽ dos remedios abayxo scriptas».

V

valer, *vb.* (do lat. *ualere*). Ter valor. Formas: valẽ (1). Contexto: «Em tẽpo da pestilẽcia *valẽ* mais cousas azedas que todalas meezinhas».

vapor, *subs.* (do lat. *uapore-m*). Substância no estado gasoso; emanação. Formas: vapores (2). Contextos: «o homẽ estando em o sõno traz em si muytos *vapores*»; «sobẽ muytos *vapores* peçonhẽtos ao aar».

vaso, *subs.* (do lat. vulgar **uasum*, por *uas, asis*). Recipiente côncavo que serve para guardar líquidos ou sólidos. Formas: vaso (1). Contexto: «a triaga seja delida em ho *vaso* ou copo em que ha tomares».

vazar, *vb.* (de *vazio*, este do lat. *uaciuus, a, um*, vago). O mesmo que *vaziar*, despejar; esvaziar. Formas: vazar (2). Contexto: «E tãbem he grãde remedio *vazar* o ventre»; «e se o ventre naturalmente se nom poder *vazar*, toma huũ cristel».

veia, *subs.* (do lat. *uena-m*). Vaso sanguíneo. Formas: vea (13); veas (1). Contextos: «Façase ergo a sangria em a *vea* destra ou seestra»; «E se pella vẽtura naçer a apostema de bayxo do braço direyto, sangre se em ho meo daquelle braço da *vea* meaã»; «ou na *vea* epatica .s. em a *vea* que he açerca do dedo mais pequeno»; «seja sangrado em a *vea* de çephalica»; «mingua sobre a *vea* que he chamada a pedica grãde»; «e se homẽ nõ quiser cortar muytas *veas* jũtamẽte, emtam leyxe yr a *vea* aberta ou ferida atee o retardamẽto do sangue».

velhaco, *adj.* (do cast. *bellaco*). Ordinário, sujo. Formas: velhacas (1). Contexto: «taes vẽtosidades sam muyto çujas e muyto *velhacas*».

ventar, *vb.* (do lat. *uentare*). Soprar o vento. Formas: vẽta (1). Contexto: «quãdo *vẽta* vento sul estar em casa por todo o dia».

vento, *subs.* (do lat. *uentu-m*). Deslocação de ar pela atmosfera. Formas: vento (2); vẽto (3); vẽtos (1). Contextos: «quando he ho *vento* meridional, ou da parte de estrela do Sul»; «quãdo vẽta *vento* sul estar em casa por todo o di»; «Do sul he *vẽto* inchado e agraua o ouuido fere o coraçã»; «quãdo veẽ muytos *vẽtos* do meo dia».

ventosa, *subs.* (do lat. medieval *uentosa-m*). Objecto que se aplica sobre a pele que provoca afluxo de sangue ao local. Formas: ventosas (1). Contexto: «mĩguaras o sangue cõ *ventosas*».

ventosidade, *subs.* (do lat. *uentositate--m*). expulsão de gases intestinais. Formas: vẽtosidades (1). Contexto: «taes *vẽtosidades* sam muyto çujas e muyto velhacas».

ventoso, *adj.* (do lat. *uentosus, a, um*). Em que venta muito; exposto ao vento. Formas: vẽtosa (1). Contexto: «de manhaã pareçe chuuosa e chea de neuoa, e depois *vẽtosa*».

ventre, *subs.* (do lat. *uentre-m*). Barriga. Formas: ventre (4); vẽtres (1). Contextos: «em alguũ que teẽ corrença ou fluxu do *ventre*»; «sempre querẽ encher seus *vẽtres*».

ver, *vb.* (do lat. *uidere*). Perceber pelos olhos; observar. Formas: veemos (1); veer (1); vejas (1); vistas (1). Contextos: «Da rayz jnferior proçede segũdo nos *veemos* que da priuada que esta açerca da camera»; «*Vistas* as causas da pestilẽcia, agora ajamos de *veer* per que modo e como se deue homẽ de guardar da pestilẽcia»; «atee que *vejas* que quer pareçer que say destas cousas».

Verão, *subs.* (do lat. vulgar *ueranu-m*). Estio. Formas: veraão (3). Contextos: «do alto *verāão* se muda a manhaã muytas vezes»; «e em special em o alto *veraão*»; «assi em ho inuerno como no *veraão* cheirar cousas azedas».

verça, *subs.* (do lat. *uiridia-m*). Planta verde; couve. Formas: verças (1). Contexto: «onde se lançã *verças* e caldos podres que sobejã em taaes casas».

vergonçoso, *adj.* (de *vergonça*, este do cast. *vergonza*). O mesmo que *vergonhoso*. Formas: vergonçosas (2). Contextos: «logo sentira apostema de bayxo dos braços, ou açerca das partes *vergonçosas*»; «E se açerca das partes *vergonçosas*, sangre se em o pee».

verso, *subs.* (do lat. *uersu-m*, rego). Linha de um poema. Formas: verso (1). Contexto: «e por isso diz ho *verso* poetico falãdo do apareçimẽto da cometa».

vez, *subs.* (do lat. *uice-m*). Ocasião; dose; porção. Formas: vez (3); vezes (13). Contextos: «Sangria huũa *vez* em huũ mes se pode bem fazer»; «se lançã fora por tomar hũa bõa *vez* de vinho boõ ou bõa çerueja»; «porque as *vezes* veẽ e proçede ha pestilencia da rayz superior»; do alto verão se muda a manhaã muytas *vezes*».

vida, *subs.* (do lat. *uita-m*). Existência. Formas: vida (1). Contexto: «abreuiã seus dias e tẽpos da sua fim e minguã sua *vida*».

vila, *subs.* (do lat. *uilla-m*). Povoação; cidade. Formas: villa (2). Contextos: «nẽ he saão andar pera *villa* ou çidade».

vinagre, *subs.* (segundo uns, do catalão *vinagre*; segundo outros de *vinho acre*). Produto líquido derivado da fermentação acética do vinho. Formas: vinagre (8). Contextos: «tomẽ cuminhos e açafram e misturẽ tudo cõ *vinagre*»; «e todo misturado cõ *vinagre* faz muy bõa salsa»; «e em special em o alto verão cõ *vinagre* rosado e folhas de vinhas».

vinha, *subs.* (do lat. *uinea-m*). Videira. Formas: vinhas (1). Contexto: «e em special em o alto verão cõ vinagre rosado e folhas de *vinhas*».

vinho, *subs.* (do lat. *uinu-m*). Formas: vinho (6). Contexto: «toma se ergo duas vezes no dia com boõ *vinho* claro e auguado»; «beber muy boõ *vinho* ou bõa çerueja».

vir, *vb.* (do lat. *uenire*). Chegar; surgir; aparecer. Formas: veẽ (9); vijr (1). Contexto: «e mayormẽte se *veẽ* da parte do meo dia»; «porque as vezes *veẽ* e proçede ha pestilencia da rayz superior»; «he pera temer de *vijr* grande pestilençia».

virtude, *subs.* (do lat. *uirtute-m*). Qualidade moral; força moral; rectidão. Formas: virtude (2). Contexto: «Da rayz superior veẽ e acõteçe a pestilẽçia por *virtude* dos corpos de çima dos çeos»; «escapara muytos perijgos da pestilẽcia cõ *virtude* e meezinha de nosso senhor Jesu Christo».

visitar, *vb.* (do lat. *uisitare*). Ir ver alguém por cortesia. Formas: visitã (1). Contexto: «por razã do qual os medicos prudẽtes quãdo *visitã* os enfermos deuem de star afastados delles».

vistoso, *adj.* (de *vista* + *oso*). Que tem bom aspecto; agradável de ver. Formas: vistosos (1). Contexto: «e os outros mẽbros speciaaes dos humores *vistosos*».

vital, *adj.* (do lat. *uitale-m*). Relativo à vida; que é necessário para viver. Formas: vitaes (2); vital (2). Contextos: «dos quaaes se corrõpẽ os spiritos *vitaes*»; «a peçonha intrinseca pertorua o sprito *vital*».

vivente, *adj.* (do lat. *uiuente-m*, part. pres. de *uiuere*). Que vive. Formas: viuẽte (1). Contexto: «dos quaaes se corrõpẽ os spiritos vitaes em ha creatura *viuẽte*».

vivente, *subs.* (do lat. *uiuente-m*, part. pres. de *uiuere*). Aquele que vive; criatura viva. Formas: viuẽtes (1). Contexto: «Começase huũ boõ regimẽto muyto neçessario e muyto proueitoso aos *viuẽtes*».

viver, *vb.* (do lat. *uiuere*). Ter vida; existir. Formas: viuer (2). Contextos: «nõ podiã creer que eu podesse *viuer* e escapar»; «cõ muyto prazer e alegria sempre espere de muyto *viuer*».

voar, *vb.* (do lat. *uolare*). Sustentar-se e mover-se no ar. Formas: voar (1). Contexto: «ha cometa pareçe *voar*».

PALAVRAS LATINAS

Christus, Christi (1).
Deus, Dei (1).
epydemia, epydimie (1).
et, et (1)
etc., etc (1).
genitrix, genitrix (1).
ille, ille (1).
mereo, mereamur (1).
nos, nobis (1).
obtineo, optinere (1).
oro, ora (1).
pestis, peste (1).
pro, pro (1).
promissio, promissionem (1).
sanctus, sancta (1).
scilicet, .s. (13).
si, si (1).
transeo, transire (1).
ut, ut (1).

NOMES PRÓPRIOS

Aristóteles, Aristoteles (1). Contexto: «segũdo diz *Aristoteles* em os metauros».

Avicena, Auicena (1); Auiçena (2). Contextos: «diz *Auicena* no quarto liuro»; «por tãto diz *Auiçena* em o quarto do canone»; «Empero diz *Auiçena* que se homẽ quiser dormir ha de beber hũa bõa vez de vinho ou çerueja ante de dormir».

D. Raminto, dom Raminto bispo Arusiẽsi (1).

David, Dauid (1). Contexto: «diz o grãde medico .s. *Dauid*, que primeiro se deue o homẽ de afastar do mal».

Jesus Cristo, Jesu Chr*isto* (1). Contexto: «cõ virtude e meezinha de nosso senhor *Jesu Christo*».

Luís de Ras, Luys de Ras (1). Contexto: «E tralladado de latim em lingoagẽ per ho reuerẽdo padre frey *Luys de Ras*».

Santíssima Trindade, santissima trijndade (1). Contexto: «Em louuor da *santissima trijndade*».

São Francisco, Sam Francisco (1). Contexto: «mestre em s*an*cta theologia da ordẽ de *Sam Francisco*».

Valentino de Morávia, Valẽtino de Morauia (1). Contexto: «Feyto em Lixboa por *Valẽtino de Morauia*».

Virgem Maria, virgẽ Maria (2). Contextos: «e da gloriosa *virgẽ Maria*»; «e da bẽta *virgẽ Maria* sua madre».

TOPÓNIMOS

Dácia, Dacia (1). Contexto: «Senhor dom Raminto bispo Arusiẽsi, do regno de *Dacia*».

Lisboa, Lixboa (1). Contexto: «Feyto em *Lixboa* por Valẽtino de Morauia».

Monpelier, Mõpilher (1). Contexto: «Em *Mõpilher* nõ me pude escusar de cõpanhia de gẽte».

Bibliografia

Sobre a peste e o *Regimento Proueytoso contra ha Pestenença*

Bastos, Mário Jorge da Motta (2009), *O Poder nos Tempos da Peste (Portugal – Séculos XIV/XVI)*, Niterói, EDUFF.

Boeckl, Christine M. (2000), *Images of Plague and Pistilence*, Kirksville, Truman State University Press.

Cordeiro, Luciano (1899), *Regimento Proveitoso contra a Pestenença. Reedição d'um Opusculo Rarissimo da Biblioteca d'Evora*, Lisboa, Typ. Rua da Barroca.

Correia, Fernando da Silva (1960), "Regimento proveitoso contra a pestenença", em *Boletim Clínico dos Hospitais Civis de Lisboa*, vol. 24, n.º3, p. 339-363.

Jorge, Ricardo (1935), "Regimento Proveitoso contra ha Pestenença – Lisboa, Valentim Fernandes 1496 (?)", em *Revista Clínica, Higiene e Hidrologia*, n.º1, pp. 3-6.

Klebs, A.C., e E. Droz (1978), *Remèdes contre la Peste: Fac-similés, Notes et Liste Bibliographique des Incunables sur la Peste*, Genève, Slatkine Reprints. Reprodução fac-similada da edição de Paris, 1925.

Kohn, George Childs (ed.) (2008), *Encyclopedia of Plague and Pestilence From Ancient Times to the Present*, 3.ª ed., Facts on File, New York.

Machado, Diogo Barbosa (1965), *Bibliotheca Lusitana*, Coimbra, Atlântida editora. Fac-símile da edição de de 1741.

Machado, José Barbosa (2004), "Edição semidiplomática do *Regimento Proueytoso contra ha Pestenença*", em *Revista de Letras*, n.º3, série II, pp. 21-42.

Nirenberg, David (1998), "The Black Death and Beyond", em *Communities of Violence: Persecution of Minorities in the Middle Ages*, Princeton, Princeton University Press, pp. 231-250.

Regimento Proueitoso contra ha Pestenença, Porto, Livraria Civilização – Editora, 1962. Reprodução fac-similada da edição de Valentino de Morávia impressa em Lisboa.

Rodrigues, Teresa Ferreira (dir.) (2009), *História da População Portuguesa*, Porto, Afrontamento.

Roque, Mário da Costa (1979), *As Pestes Medievais Europeias e o "Regimento Proueytoso contra ha Pestenença": Lisboa, Valentim Fernandes [1495-1496]: Tentativa de Interpretação à Luz dos Conhecimentos Pestológicos Actuais*, Paris, Fundação Calouste Gulbenkian – Centro Cultural Português, XVIII, 527.

Rosa, Maria Carlota (2005), "Em torno de dois textos médicos antigos", em *História, Ciências, Saúde*, Manguinhos, vol. 12, n.º 3, p. 771-774.

Silva, Marinalva Freire da (1991), *Edición Crítica del Regimento Proueytoso contra ha Pestenença (1496-1500)*, Madrid, Universidad Complutense.

Sobre Linguística

Adolphs, Svenja (2006), *Introducing Electonic Text Analysis. A Practical Guide for Language and Literary Studies*, New York, Routledge.

Azevedo, Milton M. (2005), *Portuguese: A Linguistic Introduction*, Cambridge, Cambridge University Press.

Barbosa, Jorge Morais (1994), *Introdução ao Estudo da Fonologia e Morfologia do Português*, Coimbra, Livraria Almedina.

Bechara, Evanildo (2002), *Moderna Gramática Portuguesa*, 37ª ed., Rio de Janeiro, Editorial Lucerna.

Câmara Jr., J. Mattoso (1985), *História e Estrutura da Língua Portuguesa*, 4ª ed., Rio de Janeiro, Padrão Livraria Editora.

Câmara Jr., Joaquim Mattoso (2002), *Estrutura da Língua Portuguesa*, Petrópolis, Ed. Vozes.

Cardeira, Esperança (2005), *Entre o Português Antigo e o Português Clássico*, Lisboa, Imprensa Nacional – Casa da Moeda.

Casares, J. (1992), *Introducción a la Lexicografía Moderna*, Madrid, C.S.I.C.

Castillo Lluch, Mónica (1993-1994), "Acercamiento a las partículas adversativas medievales", em Cahiers de Linguistique Hispanique Médiévale, direcção de Jean Roudil, n.º18-19, pp. 219-241.

Cunha, Celso e Lindley Cintra (1986), *Nova Gramática do Português Contemporâneo*, 3.ª ed., Lisboa, Edições Sá da Costa.

Faria, Isabel Hub *et alii* (1996), *Introdução à Linguística Geral e Portuguesa*, Lisboa, Caminho.

Fonseca, Joaquim *et alii* (1998), *A Organização e o Funcionamento dos Discursos – Estudos sobre o Português*, Tomo I, II e III, Porto, Porto Editora.

Lawler, John M. e Helen A. Dry (ed.) (1998), *Using Computers in Linguistics*, London, Routledge.

Martín Zorraquino, Maria Antonia *et alii* (1998), *Los Marcadores del Discurso: Teoría y Análisis*, Madrid, Arco/Libros.

Martins, Ana Maria (2002), "Mudança sintáctica e História da Língua Portuguesa", em *História da Língua e História da Gramática,* Braga, Universidade do Minho, pp. 251-297.

Mateus, Maria Helena Mira *et alii* (2003), *Gramática da Língua Portuguesa*, 5.ª ed. revista e aumentada, Lisboa, Editorial Caminho.

Neto, Serafim da Silva (1979), *História da Língua Portuguesa,* 3.ª ed., Rio de Janeiro, Presença.

Niklas-Salminen, A. (1997), *La Lexicologie*, Paris, Armand Colin / Masson.

Nunes, José Joaquim (1989), *Compêndio de Gramática Histórica Portuguesa,* 9ª ed. Lisboa, Clássica Editora.

Paiva, Dulce de Faria (1988), *História da Língua Portuguesa. II. Século XV e Meados do Século XVI,* São Paulo, Editora Ática.

Portolés, José (1998), *Los Marcadores del Discurso*, Barcelona, Editorial Ariel.

Piel, Joseph-Maria (1989), «A flexão verbal do português (estudo de morfologia histórica», em *Estudos de Linguística Histórica Galego-Portuguesa*, Lisboa, Imprensa Nacional – Casa da Moeda.

Rio-Torto, Graça Maria (1998), *Morfologia Derivacional – Teoria e Aplicação ao Português*, Porto, Porto Editora.

Said Ali, M. (1971), *Gramática Histórica da Língua Portuguesa*, 7.ª ed., São Paulo, Edições Melhoramentos.

Silva, Rosa Virgínia Mattos e (1989), *Estruturas Trecentistas. Para uma Gramática do Português Arcaico*, Lisboa, Imprensa Nacional-Casa da Moeda.

Silva, Rosa Virgínia Mattos e (1991), *O Português Arcaico. Fonologia*, São Paulo – Baía, Contexto – Editora da Universidade Federal da Bahia.

Silva, Rosa Virgínia Mattos e (1994), *O Português Arcaico: Morfologia e Sintaxe*, São Paulo – Baía, Contexto – Editora da Universidade Federal da Bahia.

Teyssier, Paul (1987), *História da Língua Portuguesa*, 3.ª ed., Lisboa, Livraria Sá da Costa Editora. Tradução de Celso Cunha.

Vázquez Cuesta, Pilar e Maria Albertina Mendes da Luz (1989), *Gramática da Língua Portuguesa*, Lisboa, Edições 70.

Verdelho, Telmo (1995), *As Origens da Gramaticografia e da Lexicografia Latino-Portuguesas*, Aveiro, Instituto Nacional de Investigação Científica.

Vilela, Mário (1979), *Estruturas Lexicais do Português*, Coimbra, Livraria Almedina.

Vilela, Mário (1980), *O Léxico da Simpatia*, Porto, Instituto Nacional de Investigação Científica.

Vilela, Mário (1994), *Estudos de Lexicologia do Português*, Coimbra, Livraria Almedina.

Vilela, Mário (1999), *Gramática da Língua Portuguesa*, 2.ª ed., Coimbra, Almedina.

Wray, Alison, Kate Trott e Aileen Bloomer (1998), *Projects in Linguistics – A Practical Guide to Researching Language*, London, Arnold.

Dicionários

Aulete, Caldas (1987), *Dicionário Contemporânea da Língua Portuguesa*, 5.ª ed., Rio de Janeiro, Editora Delta, 5 vols.

Bailly, A. (2000), *Dictionnaire Grec Français*, Paris, Hachette. Nova edição revista por L. Séchan e P. Chantraine.

Barbosa, Agostinho (2007), *Diccionarium Lusitanicolatinum*, Braga, Universidade do Minho. Org. e Introd. de Brian F. Head com fac-símile da edição de 1611.

Bivar, Artur (1948-1958), *Dicionário Geral e Analógico da Língua Portuguesa*, Porto, Edições Ouro. Publicado postumamente por M. dos Santos Ferreira e M. V. dos Santos Ferreira.

Bluteau, Raphael (712-1727), *Vocabulário Portuguez e Latino*. CD-ROM com a edição fac-similada de 1712-1727, publicado pela Universidade do Estado do Rio de Janeiro em 2000.

Corominas, Joan (1997), *Diccionario Crítico Etimológico Castellano y Hispánico*, 4.ª reimpressão, Madrid, Editorial Gredos.

Cunha, António Geraldo da (1989), *Dicionário Etimológico Nova Fronteira da Língua Portuguesa*, 2.ª ed., Rio de Janeiro, Editora Nova Fronteira.

Ferreira, A. Buarque de Holanda (1999), *Novo Aurélio Século XXI: O Dicionário da Língua Portuguesa*, Rio de Janeiro, Nova Fronteira.

Figueiredo, Cândido de (1996), *Grande Dicionário da Língua Portuguesa*, 25.ª ed., Venda Nova, Bertrand.

Gaffiot, Félix (2000), *Dictionnaire Latin Français*, Paris, Librairie Hachette. Nova edição revista e aumentada sob a direcção de Pierre Flobert.

González Seoane, Ernesto, dir. (2006), *Dicionario de Dicionarios do Galego Medieval*, anexo 57 da revista *Verba*, Universidade de Santiago de Compostela.

Houaiss, António (2001), *Dicionário Eletrônico Houaiss da Língua Portuguesa,* Rio de Janeiro.

Houaiss, António (2001), *Dicionário Houaiss da Língua Portuguesa,* Rio de Janeiro, Objectiva.

Houaiss, António (2003), *Dicionário Houaiss da Língua Portuguesa,* Lisboa, Temas & Debates.

Machado, José Pedro (1991), *Grande Dicionário da Língua Portuguesa*, Lisboa, Publicações Alfa.

Machado, José Pedro (2003), *Dicionário Etimológico da Língua Portuguesa*, 5.ª ed., Lisboa, Livros Horizonte, 5 vols.

Martínez de Sousa, J. (1995), *Diccionario de Lexicografía Práctica*, Barcelona, Bibliograf.

Messner, D. (1994-2006), *Dicionário dos Dicionários Portugueses*,

Salzburg, Universidade de Salzburg. Homepage: www.sbg.ac.at.rom/ people/ prof/messener.

Nascentes, Antenor (1932), *Dicionário Etimológico da Língua Portuguesa,* Rio de Janeiro.

Novo Dicionário Electrônico Aurélio, versão 5.0, 2004.

Silva, António de Morais (1949-1959), *Grande Dicionário da Língua Portuguesa*, Lisboa, Confluência. Actualização de Cardoso Moreno e José Pedro Machado.

Silva, Joaquim Carvalho da (2008), *Dicionário da Língua Portuguesa Medieval*, Londrina, Universidade Estadual de Londrina.

Teixeira, G. (dir.) (2004), *Grande Dicionário: Língua Portuguesa*, Porto, Porto Editora.

Vocabulário Histórico-Cronológico do Português Medieval, versão 1.0, Fundação Casa de Rui Barbosa, 2002.

ÍNDICE

N.º de página:

www.ingramcontent.com/pod-product-compliance
Lightning Source LLC
Chambersburg PA
CBHW051505170526
45166CB00001B/396

* 9 7 8 1 4 7 5 2 0 3 2 1 9 *